トランスフォーメショナル・コーチ
梯谷幸司
Koji Hashigai

「あなた自身の人生」を
生きていないとき、
人は弱く、不調になる！

本当の自分に出会えば、病気は消えていく

Transforming Works

三笠書房

はじめに

「本当の自分」からのズレが病気を生んでいる！

昔から、**「病は気から」**という言葉があります。「気持ちの持ちようで、病気は重くも軽くもなる」という意味を表しています。

みなさんも日々の生活の中で、感覚として「病は気から」を理解されているのではないでしょうか。

アメリカの精神分析学者であり、かつ医学博士のフランツ・アレクサンダー（1891～1964年）に、次のような言葉があります。

「生物学や医学の分野においては無視されているものの、**心が体を支配する**という事実は、われわれが日々の生活の中で体得しているもっとも基本的な事柄である」

「心が体を支配する」ことを、洋の東西を問わず、多くの人々が体験として実感しているといえるでしょう。

そして実際のところ、近年のさまざまな研究により、「病は気から」が科学的に証明されつつあります。

たとえば、精神的なストレスで緊張状態がつづくと、体にさまざまな不調をもたらすことがわかっています。

その要因は、自律神経のバランスの崩れです。自律神経とは、内臓や血管などの働きをコントロールし、生命維持には欠かせない神経です。交感神経と副交感神経の2つがありますが、緊張状態では交感神経が優位になります。

交感神経が優位になると、血管が収縮する、血圧が上がる、脈拍が速くなる、胃腸などの活動が低下する、といったことが起こります。

緊張状態のままだと、当然、体にダメージを与える状態がつづきます。その結果、血流障害や免疫力の低下などが起こり、がんや糖尿病などのさまざまな生活習慣病、感染症などにつながってしまうのです。

私はNLPや催眠療法、言語心理学を学んだメンタルトレーナーとして、**言葉の技術や心理技術を駆使して、「脳の動かし方」を変化させる独自の方法**により、クライアントが抱えるさまざまな身体面・メンタル面の症状を改善するお手伝いをしています。

すでに30年近くこの仕事をしており、コーチングやカウンセリングなどを通して、病気をやめてもらうお手伝いをしてきた人々は、のべ８００人（そのほかのコーチングやカウンセリングは、のべ約４万８０００人）になります。

これまで終わらせてきた病気の一例を挙げると、乳がんや大腸がん、胃がん、肺がん、脳腫瘍、子宮頸がん、悪性リンパ腫などの各種がんや、白血病、脳疾患、心疾患、糖尿病、動脈瘤、骨髄炎、子宮筋腫や卵巣のう腫などの婦人科系疾患、膠原《こうげん》病などの自己免疫疾患、アトピー、うつ病やパニック障害などの精神疾患……など、多岐にわたります。

私は医師ではありませんから、病気を抱えるクライアントに対して治療をするわけではありません。メンタルトレーナーである私にできるのは、クライアントの心にアプローチすることです。

クライアントは私との個人セッションやワークショップを通じて、**実際には存在しない「思い込み」や誤った「セルフイメージ」などに気づくことで、脳の動かし方と言葉を変えていき、病気や不調を解消していく**のです。

たとえば……、

* 10数年間の糖尿病生活を、4カ月でやめた60代女性
* ステージ3の悪性リンパ腫を、4カ月でやめた60代女性
* ステージ3の乳がんを、3カ月でやめた40代女性
* ステージ4の乳がん、骨髄がんを、1年でやめた40代女性
* ステージ3の大腸がんを、2カ月でやめた50代男性
* 小児白血病を1カ月半でやめた3歳の男の子
* ステージ3の子宮頸がんを、3カ月でやめた30代女性
* アルコール依存症を、1日でやめた40代男性
* 20年間、薬漬けだったうつ病を、1カ月でやめた40代女性

脳の動かし方を変えていくことで、病気をやめていった数多くのクライアントたち。その事実を目の当たりにするたびに、『病は気から』は事実なのだ」と、あらためて強く実感しています。

こうした経験を重ねるなかで私が気づいたのが、病気をつくっているのは、その人が心の中で意識・無意識に感じているズレだ、ということです。

そのズレとは、**「自分の人生を生きていない」**というものです。

そして、こうしたズレを起こしている原因は、前述した実際には存在しない思い込みや誤ったセルフイメージ、それらをつくっている脳の動かし方なのです。

これらの誤りや偏りを修正し、ズレを解消したとき、病気はやめられます。

「本当の自分」のまま、本来の「生きる目的」に沿って生きる選択を取り戻したとき、病気とは無縁になるのです。

梯谷《はしがい》　幸司《こうじ》

CONTENTS

第2章 「脳の動かし方」を変えれば、病気はやめられる

第3章 あなたが「許していない自分」に気づく

第4章

本来の「生きる目的」に向かって生きる！

第5章

その「言葉の使い方」をやめれば、病気もやめられる

第6章

「本当の自分の記憶」を思い出し、病気の根を断つ

執筆協力／前嶋裕紀子
本文デザイン／根本佐知子（梔図案室）
本文DTP／株式会社Sun Fuerza

第1章

「自分の人生」を生きていないとき、人は病気になる

病気は、「本当の自分」からの大切なメッセージ

私たちはそれぞれ、**「生きる目的」**を持って生まれてきます。

つまり、今回の人生においてなしとげる「何か」を、各自が担っているのです。

その何かとは、「人々や世の中に貢献すること」かもしれません。「人々を愛すること」かもしれません。「これまでにない『価値』を創造すること」かもしれません。

そして私たちは、こうした**自分自身の生きる目的につながる活動をしているとき、幸せを感じます。**本当の自分として生きていることに、充実感を覚えるのです。

これはアメリカの心理学者、アブラハム・マズロー（１９０８～１９７０年）が提唱した「欲求５段階説」における、もっとも高次の「自己実現欲求」が満たされている状態といえるでしょう。

人間にとって、生きる目的に沿って生きることは、最大の喜びなのです。

ところが、現実の社会では、そうした生き方をするのが難しい場合が少なくありません。社会生活を送る以上、私たちはある程度、社会のルールに沿って生きていくことを求められます。社会からの要請に応え、社会から望まれる形で生きていくことで、**「社会的自分」**がつくられていきます。

そして、その社会的自分と、自分の生きる目的が合致しないケースが多々見られます。

たとえば、「俳優になりたい」「小説家になりたい」という夢があっても、まわりの大人たちから「夢だけで食べていけると思っているのか。安定した会社に就職しろ」と言われて反対されるのは、わかりやすい事例でしょう。

アメリカの経営学者で、日本でも人気の高いピーター・ドラッカー（１９０９〜２００５年）が１９４９年に書いた論文に「もう一人のキルケゴール」があります（ダイヤモンド社刊『すでに起こった未来』に収録）。

この論文の中に「社会的自我」と「霊的自我」という言葉が登場します。それぞれ私の言葉に言い換えると、「社会的自分」と「本当の自分」です。

この論文でドラッカーは、人間は一般的に社会的自我で生きようとし、かつ社会的自我と霊的自我とは相容れないとしています。

ドラッカーならば、両者の折り合いをどうつけていけばいいかまで追求してほしかったところですが、両者を融合させる術を見つけることは、ドラッカーほどの人物をもってしても困難だった、ということでしょう。


人には誰しも、「生きる目的」に向かって生きていきたい欲求があるのは、前述した通りです。そのため、社会的自分と本当の自分との間に葛藤が生まれます。

「社会からの期待に応えられる自分でなくてはならない」と懸命に思う人がいる一方で、ごくまれに社会からの期待をどこ吹く風で受け流し、本当の自分を貫く人もいます。しかし大多数の人は、社会的自分によって本当の自分を徹底的に抑えつけます。

「そんなことをしたら、怒られる」「それだけの能力はないから、あきらめよう」「そんな進路では、まともに生活できない」……などなど。

社会的な自分が、さまざまな思い込みやセルフイメージをつくることで、本当の自分が生きる目的に向かって生きていくことを阻止しているのです。

とことん抑えつけられれば、抵抗や反乱が生じるのは、古今東西の歴史が証明しています。社会情勢と同じことが、人間の体の中でも起こります。

それが「病気」です。**社会的自分によって、自分の中の奥深くに封じ込められた本当の自分が、「このまま生きる目的に向かって生きることが許されないなら、元気でいても意味がない」と、さまざまな病気をつくり出していく**のです。

これは、見方を変えれば、**本当の自分からのメッセージ**ともいえます。

つまり、今の自分が生きる目的とズレた生き方をしていることを、本当の自分が病気という形を使って、教えてくれているのです。

あなたが幸せを感じるのは、「生きる目的」につながる活動をしているとき

「敵」だと思っているうちは、病気はやめられない

同じような病気にかかっても、それを確実にやめられる人と、なかなかやめられないどころか、悪化させてしまう人がいます。

私はかれこれ30年近くコーチングやカウンセリングなどを通じて、病気をやめる手伝いをしてきましたが、この違いがなぜ起こるのかは昔からの私の研究テーマでした。

最近わかったのは、両者を分ける一つの大きな違いとは、**病気を「敵」と見なしているかどうか**だということです。

病気をやめられる人たちは、病気を敵と見なしていません。もちろん、私とのセッションがスタートした時点では、多くの人が病気を敵と見なしています。ただ、病気

をやめられる人たちは、セッションをつづけるうちに、病気が本当の自分からの「あなたは今、本来の『生きる目的』とズレた生き方をしているよ」というメッセージだと気づいていくのです。

そして病気と向き合い、本当の自分と話し合いをはじめます。**本当の自分に対して「これまで無視しつづけてごめんね」と謝罪し、和解していく**のです。

この段階にまで至るとほとんどのクライアントは、「社会的自分」に縛られることをやめ、本来の「生きる目的」に向かって生きはじめます。

すると、気がついたら病気をやめられているのです。

たとえば、私のセッションを受けはじめて2カ月で、ステージ2の乳がんをやめたクライアント（女性・30代）は、それまでずっと「文章を通じて、自分のメッセージを伝えたい」という思いがありました。ただ、「自分には文章を書く才能はないし、ましてやそれで収入を得ることは無理だ」とあきらめ、その気持ちをずっと押し殺してきました。

それが結果として乳がんの発症につながったといえるのですが、一方で、乳がんになったからこそ、ようやく本当の自分と向き合えるようになったのです。

彼女は私とのセッションを通じて、病気が伝えてくれるメッセージに耳を傾けていき、これまで自分の奥深くにしまい込んでいた生きる目的にたどり着きました。そしてこれまでの封印を解き、「自分に言い訳をしないで、仕事の合間に時間を見つけて文章を書いていく」と心に決め、実践しはじめました。

文章を実際に書きはじめると想像以上に楽しく、生きがいも感じられて、自分が乳がんであることをあまり意識しなくなったといいます。

あるとき、久々に検査を受けたところ、なんとがんが消えていたのです。

では、病気を敵だと見なしつづけると、なぜ病気をやめられないのでしょうか。

敵ということは、闘う相手だということです。

そのため、敵である病気を倒し、根絶するための治療を選ぶ傾向があります。たとえば、薬を大量に服用したり、がんであれば放射線治療を選んだり、手術で切除したり、という具合です。

あらゆる手段を使って、病気のもとを自分の中から消したり、切り離したりすることに懸命になります。しかしこれは、本当の自分を無視したまま対症療法的な処置をしているだけで、根本的な解決にはなりません。

そもそも病気は、封印されつづけた本当の自分が発する、**「存在に気づいて！　そして、本当の自分として生きて！」**というメッセージです。

そのメッセージを無視していては、いくら表面的な治療を施したところで病気を根本的に消すことは難しいのです。

そのため、なかなか治らなかったり、あるいはいったん治ってもすぐに再発してしまうのです。草むしりで雑草を刈ったところで、根が残っていれば再び生えてくるのと同じですね。

病気が悪化してしまうのは、自らの存在をあくまでも無視しつづけようとする今の自分に対して、本当の自分が**「それなら、もっときつい状況にして気づいてもらおう」**という働きをするからとも考えられます。

くり返しますが、病気は決して敵ではありません。
私たちは病気を、「イヤなもの」「悪いもの」と見なしがちです。誰しも「できれば病気にはなりたくない」と思いがちですが、そう思っている限り、病気をやめることはできません。

私はクライアントによくこう言います。

「病気は、嫌われながらも、けなげに本当の自分をあなたに気づかせようとしてくれる使者です。それを敵だと見なして、治療で殺すんですか？」

病気が、まさに命を懸けて伝えてくれるメッセージに、耳を傾けてあげてください。

病気は敵ではない！
本当の自分として生きるためのメッセージに気づこう

「失いたくないもの」に執着すると、病気をつづけてしまう

病気がなかなか治らないのは、病気を敵と見なしているケース以外に、**病気によってせっかく手に入れたものを失いたくない**というケースもあります。

たとえば、病気になったことで、「親やパートナー、子どもがやさしく接してくれるようになった」、病気であることで、「親の介護や会社のやりたくない仕事から解放された」というような状況です。

病気が治ってしまうと、こうした居心地のよい関係性や状況を失いかねません。その喪失に対する無意識の恐れから、表の意識では、「病気を治したい」「健康になりたい」と思っていても、無意識のレベルでは、「病気が治っては困る」と判断しているのです。

つまり、本人が「やりたくて」病気をやっているわけです。こうなると、いつまで

たっても病気は治りません。

本気で病気をやめるには、**病気が治ることで好ましい関係性や状況を失う覚悟を本人ができるか否か**が重要です。病気によってつなぎ留めていた喜ばしい関係、病気が理由で手に入った快適な環境……。そうした心地よさを手放す決断ができるかが、カギを握るのです。

私のセッションでもこの決断は最初に取り組むことですが、実際に実行するとなると、生半可なことではできません。決断に至るまで、クライアントにとっても私にとっても、かなりのエネルギーを要します。

しかしながら、そもそも病気になっているということは、好ましい関係性や状況と感じていることが、実は、その人本来の生きる目的や本当の自分からズレている、ということです。そこにしがみついたところで、真の幸福感は得られません。

そのことがだんだんわかってくると、クライアントたちは変化しはじめます。結果として、病気を長引かせている原因だった関係性や状況を手放すことを、受け入れられるようになるのです。それにともない、病気もだんだんと消えていきます。

末期の乳がんになったクライアント（女性・20代）のケースです。

彼女の夫は、彼女の友達と恋愛関係になり、いつしかその女性と半同棲するまでの仲へと進展。家にもときどきしか帰ってこなくなったといいます。

そんなとき、彼女は乳がんを発症します。検査で見つかったときには、ステージ４まで進行していました。

彼女は私の存在を知り、セッションを受けはじめたのですが、私はスタート時点で彼女に次のように言いました。

「ご主人と今すぐ別れてください。そうしないと、がんをやめることはできません」

なぜなら、最初に話を聞いた瞬間、彼女が乳がんという病気をやっている原因が夫との関係にあると感じたからです。

つまり彼女は、自分から気持ちの離れた夫を取り戻すために、乳がんをやりはじめたのです。そして、本気で乳がんをやめるには、夫との関係を断ち切る以外に方法はなかったのです。

彼女は私のこの提案を受け入れ、夫と暮らしていた家を出て、一人暮らしをはじめました。ただ、心の中では夫への思いを断ち切れていないようすでした。夫に対しての未練がかなり残っていたのです。

その一方で、私とのセッションを通じて、自分にとっての本当の生きる目的は何かを彼女は探りつづけました。その目的が徐々に見えてくるなかで、自分の生きる目的に向かって生きていくのに、**この夫にこだわりつづけて時間を無駄にするわけにはいかない**、と彼女はようやく気づいたのです。

印象的だったのが、あるセッションでの彼女とのやりとりです。突然、彼女が何かに気づいたような顔をして、

「梯谷《はしがい》先生、私の『末期がん戦略』は失敗でした」

と言ったかと思ったら、底抜けの明るさで大笑いしはじめたのです。

私はあまりの唐突な出来事に、

「どうしてですか？」

と尋ねました。彼女の答えは次のようなものでした。

「私、『彼を自分の元に取り戻すためには、ちょっとやそっとのことでは無理だ』と感じたから、がんをやりはじめたんです。でも結局、彼は帰ってきませんでした。そして、もし帰ってこられても、私はがんでいつづけなくてはいけなくなってしまう。だから、私の『末期がん戦略』は失敗だったんです」

私はこの言葉を聞いて、彼女のがんは消えていくだろうと確信しました。

彼女が夫との関係を断ち切る決心をし、自分の生きる目的に向かって生きる覚悟を決めたからです。

その後、彼女の乳がんは半減しました。がんにともなうさまざまな不調も、順調に改善していっているそうです。

病気であればこそ手に入る、「心地よいメリット」に甘えていませんか？

人の意識レベルと体のエネルギー量は、連動している

前述したように、生きる目的に向かって生きているとき、私たちは幸福を感じます。たとえば、日々の生活において、「やりたいこと」「好きなこと」をしているときは、楽しさのあまり、時間を忘れるくらい没頭したりしますよね。

まさに、そんな感覚です。

そして、**人間は生きる目的につながることに取り組んでいるとき、体から出るエネルギー量も非常に大きくなっています。**エネルギーに満ちあふれている状態なので、当然、不調や病気も起こりにくくなります。

逆に、**体から出るエネルギー量が少ないと、病気が起こりやすくなります。**体を正常に動かすのに必要なエネルギーが足りず、体の一部がうまく機能しなくなるのです。

そのままエネルギー量が少ない状態がつづくと、やがて病気へと進みます。

アメリカの精神科医で、人間から出るエネルギー量の計測に取り組んだ人がいます。デヴィッド・R・ホーキンズ博士（１９２７〜２０１２年）です。

ホーキンズ博士は、「筋肉反射テスト（キネシオロジーテスト）」という、心や体の状態によって筋肉にどれくらい強弱がつくかを数値化する方法を用いて、どのような意識状態だと、どれくらいのエネルギー量が出るのかを計測していきました。

そこから導き出されたのが、**人間の意識レベルは、体から出るエネルギー量によって、17の段階を持っている**、ということでした。

その17の意識レベルは29ページの通りです。

さらに、ホーキンズ博士は、この17の段階を大きく2つに分類します。ポジティブなエネルギーを出す**パワーの領域**と、ネガティブなエネルギーを出す**フォースの領域**です。

実は、この17種類の意識レベルと、それをベースにしたパワーの領域とフォースの

領域というのは、病気がつくられ、そして消えていくプロセスと見事に合致していま
す。

29ページの図を見てください。

フォースの領域とは、意識レベル17「恥」~9「勇気」の段階です。この領域
は、ネガティブなエネルギーを出すとされています。

それは実際、病気を抱えるクライアントとセッションをしていても感じます。

私たちにはそれぞれ、自分が無意識に住み慣れている意識レベルがあります。病気
を抱える人たちは、この17~9の意識レベルにいることが日常になっていることが少
なくないのです。

たとえば、がん患者や膠原病などの難病の人たちにしばしば見られるのが、**「こん
な自分が恥ずかしい」**と自分を恥じたり(恥)、**「すべて自分のせいだ」**と自分を責め
たり(罪悪感)する傾向です。

また、うつやパニック障害など、メンタル系の病気の場合、**「どうせ自分には無理」**

体から出るエネルギー量に影響を与える「意識レベル」

	領域	意識レベル	パワーの数値	感情
パワーの領域	1	悟り	10の70〜100乗	言語を超えたもの
	2	ピース	10の60乗	至福
	3	悦び	10の54乗	平穏
	4	愛	10の50乗	尊敬
	5	理性	10の40乗	理解
	6	包含	10の35乗	許し
	7	進んで	10の31乗	楽天的
	8	中性	10の25乗	信頼
フォースの領域	9	勇気	10の20乗	肯定
	10	プライド	10の17.5乗	軽蔑
	11	怒り	10の15乗	憎しみ
	12	欲求	10の12.5乗	渇望
	13	恐怖	10の10乗	不安
	14	悲しみ	10の7.5乗	後悔
	15	無気力	10の5乗	絶望
	16	罪悪感	10の3乗	非難
	17	恥	10の2乗	屈辱、惨め

▲プラスレベル
マイナスレベル▼

アトピーや皮膚炎
うつやパニック障害などのメンタル系の病気
ガンや膠原病などの難病
自殺を考えはじめる

（デヴィッド・R・ホーキンズ博士の研究より）

という思い込みが非常に強く、無力感や絶望感で動けなくなっている人が数多くいます。意識レベルでいうと、レベル15「無気力」です。

一方、パワーの領域とされる、意識レベル8「中性」〜1「悟り」の段階は、まさに病気が消えていくなかで経験する意識の変化です。

たとえば、パワーの領域のスタートとなる意識レベル8「中性」は、ネガティブでもポジティブでもないゼロの状態です。意識の状態としては、たとえば、仕事でミスをしても**「まあ、そんなこともあるよね」**と、やや楽天的に捉えます。

私自身の感覚として、セッション中にそうしたニュアンスの発言が見られるようになると、病気をやめる方向へとスイッチしているケースが多いです。

さらに、意識レベル6「包含」になると、自分も他人も、自分に起きた出来事も、すべて**「許す・受け入れる（受容）」**と思える状態です。

私のセッションでも、「この人は、すでにすべてを許しているんだ」と感じさせる発言が増えてくると、医療機関での検査を提案するのですが、「病気をやめていました」

というご報告を聞くことが多々あります。

その上の意識レベル5「理性」になると、自分にも他人にも、そして出来事に対しても、「いい」「悪い」の解釈をすることなく、**ありのままを受け入れる**ようになっています。

つまり、何事においても、思い込みや先入観といったものに左右されることがなくなっていくのです。

このレベルになると、体から出るエネルギー量は相当なものです。そのため「病気でいられない体」になってくるのです。

ここまでの説明ですでに理解されたと思いますが、ホーキンズ博士の示す**意識レベルを上げていくと、病気をやめる**ことにつながっていきます。病気を抱える人たちは、多くの場合、フォースの領域にある意識レベルに住み慣れています。それを、パワーの領域にまで上げていく。そうすることで、病気をやめられる可能性は高くなります。

クライアントにその話をすると、「私にできるのだろうか」と半信半疑の人が少なくありません。しかし、心配無用です。誰でも、パワーの領域に入る意識レベル8「中性」までレベルを上げ、さらに、自分の生きる目的を実現しやすい意識レベルへと自分の意識の状態を持っていくことができます。

そのためには、封印していた自分の生きる目的を思い出し、それに取り組んでいくことです。

生きる目的や本当の自分を封印していた思い込みやセルフイメージを解消していくための方法は、これから本書で解説していきます。

あなたの意識レベルを上げていけば、病気はやめられる!

「これをやるために、病気をやめます」の「これ」は明確か？

もし、あなたがなんらかの病気を抱えているとして、次のように質問されたら何と答えますか。

「何のために病気をやめますか？」

実はこの質問は、セッションをはじめるにあたって私がクライアントに必ず聞くものです。

返ってくるのはたいてい、「がんで死にたくないからです」「この痛みから逃れたいからです」「元気だったころの体を取り戻したいからです」といった答えです。

しかし、こうした回答にとどまっている限り、病気はなかなかやめられません。

なぜでしょうか？　その理由は、こうした回答では、**目の前の病気という問題を回**

避することだけに集中しているからです。「とにかく病気を治したい」「なんとかこの病気をなくしたい」。ただ、そこだけに意識が集中してしまっているのです。

回避の問題点は、病気が消えた先のプランがまったくない、ということです。

くり返しになりますが、病気は本当の自分からズレていることへのメッセージです。各自が本来持って生まれた生きる目的に沿った生き方をしていないことを、教えてくれているのです。

そのメッセージの意味に気づき、生きる目的に向かって生きはじめたとき、病気はやめられます。

「何のために病気をやめますか?」という問いに対して、**「これをやるために、病気をやめます」**の「これ」が明確にならない限り、病気はなかなか消えてくれません。

少し考えてみれば、納得できるのではないでしょうか。

なぜなら、やることが明確になっていなければ、脳としても、どういう体をつくっていけばいいのかわからないのです。

たとえてみれば、タクシーに乗ったのに、行き先を告げないようなものです。これでは、街中の道に精通したタクシードライバーでも、迷走せざるを得ません。

逆に**「やること」が明確で、それが生きる目的に沿っている場合、脳はそれを実現するために動き出します。**脳には、もともとそうした機能が備わっているのです。

アメリカのある大学での脳科学の実験で、こういう事例がありました。

被験者に「去年の誕生日は何をしていましたか？」と質問をすると、体の運動神経をつかさどる脳の部位は動きませんでした。しかし、「今年の誕生日はどうしたいですか？」と質問をすると、体の運動神経をつかさどる脳の部位が活発に動きはじめたのです。

つまり、過去に焦点が合っていると、体の運動神経などはつくられていかないのですが、**未来の欲しい価値に焦点が合っていると、体の運動神経をつかさどる脳の部位が活発に動きはじめ、それを手にするための体がつくられはじめる**のです。

だから、「これをやるために、病気をやめます」の「これ」を明確にする必要があるのです。「これ」を明確にすると、たとえば、「そのためには、こういう体が必要だね」と脳が判断して、健康状態が戻ってきます。

健康だけではありません。「こういう情報が必要だ」「こういう人的ネットワークを築く必要がある」「お金はこれくらい必要だ」ということが明確になると、それらを集め、構築する方向で脳がどんどん動いていくのです。

なかには、やりたいことが、いくら考えてもまったく思い浮かばない、と言う人もいるかもしれません。

でも、大丈夫です。誰もがその人にとっての生きる目的を持っているのです。

私は、病気をやめたあとのやりたいことについて、「頭が真っ白」というクライアントには、子どものころの記憶を少しずつたどってもらう、ということをします。具体的には、「当時、どんな遊びをしていましたか？」「その当時、好きだったことは？」「どんなことをがんばっていましたか？」「どんなつらいことがありましたか？」などと質問を重ねていき、過去のさまざまな出来事や体験が、「そもそも何のために起こったのか？」を一緒に探っていくのです。

すると、「そういえば……」と、やりたいことを思い出します。**やりたいことをさらに深めていくと、今やりたいことにつながるケースが多い**のです。

やりたいことがないのではありません。それを自分の奥深くにしまい込みすぎて、自分でもわからなくなっているだけです。大切なものを、押し入れや引き出しの奥にしまい込んで、その存在自体を忘れてしまっているようなものです。

そして、前項でも述べたように、その封印は必ず解いていけます。

本書で紹介する方法であなた自身を縛る封印を解き、あなたのやりたいことや生きる目的を表に出して、あなた本来の人生を取り戻していきましょう。

あなたが病気をやめたあとにやりたいことを思い出そう！

第2章

「脳の動かし方」を変えれば、病気はやめられる

「脳内プログラム」を変えて、不具合を起こす細胞の再生産を止める

第1章で、病気とは本当の自分からズレていることを知らせてくれるメッセージであり、持って生まれた本来の生きる目的に沿って生きはじめることで、病気はやめられる、と述べました。

といわれても、「薬を使ったり、手術を行ったりすることなく、本当に病気をやめられるのか？」と疑問に思う人も多いことでしょう。

しかし、病気をやめられるメカニズムは、決して不思議なことではありません。体のしくみから見ると、ごくごく当たり前のことなのです。

私たちの体には、**新陳代謝**というしくみが備わっています。新陳代謝とは、古いものが新しいものに入れ替わっていくことです。

人間の体は、約60兆個の細胞で構成されているといわれていますが、その細胞のほとんどでこの新陳代謝が行われています。

一定期間働いて、その役割を終えて死んでいく細胞がある一方で、新しい細胞が生まれてくる……。そうしたことが、内臓や血液、骨、皮膚、髪など、体の至るところで常にくり返されています。

この新陳代謝のスピードは、体の部位で異なります。

たとえば、胃壁や腸壁の細胞の新陳代謝のスピードは数日、皮膚で約１カ月、筋肉で約２カ月、血液（赤血球）で約４カ月、骨で約５カ月、脳で約１年といわれています。

こんな具合に、半年〜１年かけて私たちの体は生まれ変わっているわけです。

そして、病気をやめられるのも、まさにこの新陳代謝のしくみによるものです。

「病気になる」とは、簡単にいってしまえば、不具合を起こしている細胞があるということです。では、この細胞が新陳代謝によって、新しい細胞に入れ替わったらどうなるでしょう？

そうです。病気ではなくなりますよね。

これが、病気をやめられるメカニズムです。実にシンプルでしょう。

ただ残念ながら、人間の体はもっと複雑です。

私自身が仮説として考えているのが、不具合を起こしている細胞そのものが消滅しても、次に生まれてきた細胞が同じように不具合を起こしていることのほうが多い、ということです。つまり、不具合を起こしている細胞は再生産されつづけてしまうのです。

その結果、病気がいつまでもやめられない……というわけです。

では、なぜこうした不具合を起こしている細胞の再生産がつづくのか。

それは、**脳内プログラム（言語パターン・思考パターン、そして、脳から体に出される指令のパターン）そのものの新陳代謝が進まないと、本当の意味での体の新陳代謝が起きない**からだと、私は考えています。

これは、あくまでも私の仮説にすぎませんが、実際に多くのクライアントが病気をやめていくプロセスを検証していくと、この仮説での説明が非常にしっくりくるのです。

結局、**病気を「やめられるか・やめられないか」のカギは、脳が握っている**のではないでしょうか。

もっといえば、**私たちが自分の脳をどう動かし、その結果、脳が全身に対してどういう指令を出していくかで、病気は消えたり、なかなか消えなかったりすると私は考えています。**

では、病気がやめられる、あるいはやめられない「脳の動かし方」とはどのようなものなのでしょうか。それについては、次項で詳しく述べていきます。

脳の動かし方を変えて、脳内プログラムを「病気が起きるパターン」から書き換えよう！

「〜したい」に力点をおく人は、病気になりにくい

私たちの体には、病気になりやすい状態と病気になりにくい状態があります。

これは、非常にシンプルで、**「危機回避モード」**がずっとつづくと病気になりやすく、一方、**「成長モード」**を適度に維持できていれば、病気になりにくいのです。

これは、体のしくみからも明らかです。

危機回避モードというのは、自分が「危険！」と感じる状況に遭遇したときに生じる、動物に本来備わっている反応です。

その際、私たちは通常、自分の身を守るために「逃げる」か「闘う」かのいずれかの反応を示します。体のほうも当然、そのための態勢に入ります。

具体的には、いつでも動き出せるよう筋肉に血液が集まり、その分、内臓に血液が

回っていかなくなり、その機能は低下します。たとえていうなら、内臓に対して「飲まず食わずで働け！」と言っているようなものです。これでは、内臓も〝グレる〟状態になってしまい、働きが鈍くなるのです。

また、筋肉に十分な血液を送る必要があるため、心臓の動きが活発になり、脈拍も速くなります。血液を勢いよく流す必要から、血管も収縮し、血圧も上がります。

そのほか脳や神経も、いつでも状況に対処できるように興奮状態を維持します。

危機回避モードがずっとつづくとは、この状態が常態化する、ということです。内臓の機能が低下し、血圧が高い状態がつづき、脳や神経は休まることがない……。

そんな状態がつづけば、当然、体は消耗していきますね。その結果、次第に病気になりやすい状態になってしまうのです。

一方の**成長モードとは、緊張が緩んだ状態です。危険に備える必要がないため、筋肉だけでなく内臓にも血液が十分に集まり、その機能が高まります。**

全身がゆったりした状態になるため、心臓の活動も落ち着き、血管も拡張。血圧もほどよい状態になります。全身で血液の流れがよくなるので、栄養や酸素が十分に行き渡っていきます。

これは体にとって非常によい状態です。成長モードを適度にキープできていると、病気になりにくくなります。

そして、**この危機回避モードと成長モードのいずれに入りやすいかは、その人の「自分の内部で使う言葉」と「そこから発生する脳の動かし方のクセ」が大きく影響します。**

つまり、同じ出来事に遭遇しても、その人がどういう「脳の動かし方のクセ」を持っているかで、危機回避モードに入るか、成長モードに入るかが分かれるのです。

では、その脳の動かし方のクセとはどのようなものか。

それは、**「苦痛系思考」**と**「報酬系思考」**の2つです。

苦痛系思考とは、さまざまな決断や判断などを、**「不安、恐れ、嫌悪、怒りといったネガティブな感情を生じさせる事態に遭遇するのを避けるため」**という基準で脳を動かすパターンです。

たとえば、「怒られたくないから、約束の時間を守る」「嫌われたくないから、相手が喜んでくれることをする」「見捨てられたくないから、イベントにはできるだけ参加する」「貧乏になりたくないから、仕事を真面目に行う」……などなど。

「～しなければいけない」「～すべき」という言葉を使っているとき、苦痛系思考になっているといえます。

また、お金のことを考えるときも、脳の苦痛系は動きます。そのため、普段から金銭的な不安や問題を抱えていると、脳の苦痛系が動きつづけてしまいます。

苦痛系思考の場合、なぜ危機回避モードに入りやすいのかというと、このとき**脳では、自分にとって苦痛な情報を処理する際に使われる部位（苦痛系）が動く**からです。そして、その部位が動くときに分泌されるのが、コルチゾールやテストステロン、ノルアドレナリンといった脳内物質です。

テストステロンは男性ホルモンの一種で、**攻撃性や闘争心を促す作用**があることで知られています。一方のノルアドレナリンは、**危険を察知したときに分泌**されます。

苦痛な状況に遭遇すると、私たちの体は、「逃げるか？」「闘うか？」のいずれかで対応しようとします。そこで、こうした脳内物質を分泌させて、筋肉に血を集め、体を危機回避モードにするのです。

一方の報酬系思考とは、**「〜を得たい」という思いが第一にあり、それに突き動かされて、さまざまな決断や判断をする**という脳の動かし方をするパターンです。

たとえば、「自分の仕事を通して、世の中に貢献したい」「自分の感性を生かした芸術作品を発表して、世の中を刺激したい」「同じ悩みを持っている人たちに、自分の経験を生かして気づきを与えたい」といった思いで行動しているときは、報酬系思考に突き動かされている状態です。

いってみれば、本来の生きる目的に向かって生きている状態です。

このとき脳の中では、報酬系といって、自分にとってうれしいことや楽しいこと、面白いことなどに関わることを情報処理する脳の部位が動いています。

そして、報酬系が動くときに分泌されるのが、ドーパミンやセロトニン、オキシトシンなどの脳内物質です。

ドーパミンは、**やる気ホルモン**とか**快楽ホルモン**などとも呼ばれ、物事を意欲的に取り組むことを促してくれます。

セロトニンは心を元気にする作用があるため、**幸せホルモン**とも呼ばれており、うつ病の人では、このセロトニンの分泌量が少なくなっていることがわかっています。

オキシトシンは、近年、非常に注目が集まっている脳内物質で、**愛情ホルモン**とも呼ばれています。人への信頼を高める作用があり、人間関係を円滑にします。

ちなみに、このオキシトシンには、脳の苦痛系が動き出そうとするとき、そこから体に出される信号に「待った」をかける働きがあることがわかってきています。

そのため、オキシトシンが体内に分泌されていると、何かストレスを感じるような出来事が起きても、その状況にピリピリと反発するのではなく、「まあ、人生そんなこともあるでしょ」と、その状況を柔軟に受け入れられるようになるのです。

こうした脳内物質が分泌されているとき、当然、体は成長モードです。全身に血液が十分に行き渡り、臓器や器官も正常に機能できる状態が整っていきます。そうなれば病気になりにくいし、また、病気をやめやすくもなります。

まとめると、苦痛系思考がクセになっていると、病気になりやすくなります。一方、報酬系思考がクセになっていると、病気を寄せつけにくくなります。

そして、思考のクセは、生まれながらのものではなく、何歳からでも変えることができます。誰でも苦痛系思考のクセを解消し、報酬系思考の人へと変われるのです。

このとき、重要になるのが、今のあなたを縛っている思い込みやセルフイメージに気づき、それを消していくこと。

なぜなら、これらこそが、あなたを苦痛系思考にはまり込ませている原因だからです。

脳の動かし方を「〜したい」を基準にする
報酬系思考に切り替えよう!

現実とは、あなたの勝手な思い込みにすぎない

私たちはそれぞれ、さまざまな思い込みやセルフイメージを持っています。

たとえば、「人生は思い通りにならない」「何事も努力しなければ達成できない」「ラクしてお金は稼げない」といった思い込み。

「私はバカだ」「私は弱い」「私は孤独だ」「私はたいした人間ではない」「私は無力だ」「私には能力もないし、お金もないから、そんな夢は実現不可能だ」といったセルフイメージ。

私とのセッションでも、クライアントはさまざまに、自分の思い込みやセルフイメージを口にします。

それらを聞きながら私がいつも感じるのは、そうした**思い込みもセルフイメージも**

すべてが事実ではない、ということです。
それでも私たちは、それを事実として信じ込み、さらにそれらに縛られ、苦痛系思考にはまり込んでしまいます。

なぜ、そうなってしまうのか。それは、そうした思い込みやセルフイメージは、本来、現実には存在していないにもかかわらず、**現実に存在しているものと勘違いしている**ことが大きいと私は考えています。
現実に存在しているものと理解すると、それが形あるものとして認識されるようになります。「人生は思い通りにならない」という思い込みがあると、そういう現実が形を持って頭の中でイメージされてしまうのです。

この状態の怖さは、ひとたびこうしたイメージが頭の中でつくられると、そうした現実の中で生きるようになってしまうことです。
「人生は思い通りにならない」という思い込みがあれば、「人生は思い通りにならない」を前提とした人生になりますし、「私はバカだ」というセルフイメージがあれば、バカな人間として生きていくようになります。

さらに怖いことに、そうした思い込みやセルフイメージに合った形で、現実がどんどん強化されていくのです。

たとえば、「人生は思い通りにならない」と思い込んでいれば、物事がうまくいきそうになると、「人生が思い通りになるはずがない」と、無意識にうまくいかなくなるような行動を取ったりします。

その結果、「人生は思い通りにならない」と感じる出来事にばかり遭遇している気がして、それを「事実」と信じ込むようになっていきます。

「私は弱い」というセルフイメージがあれば、「私は弱い人。だから体も弱くしなきゃ！　そのためには、体に悪いものを食べなきゃ！」という自動反応がはじまっていきます。その結果、本当に体が弱くなっていきます。

また、「私は孤独」というセルフイメージがあれば、「私は孤独なんだから、好きな人が私の前からいなくなるようにしなきゃ！　まわりの友達ともケンカ別れをして、孤独にならなきゃ！」といった自動反応がはじまります。その結果、本当に孤独になっていきます。

成功哲学の著作で知られるナポレオン・ヒル（1883〜1970年）の名著に『思考は現実化する』（きこ書房）がありますが、まさにそれは事実なのです。

ただしこれは、**自分が勝手に現実にしてしまっている**にすぎません。

この世のあらゆるものは、人間が「そこに存在する」と認識しない限り、存在しません。頭の中に、Aという思い込みや、Bというセルフイメージがあるから、AやBが存在するのです。逆にそうした思い込みやセルフイメージがなければ、その人にとってそれらはこの世界に存在しないのです。

クライアントにそのことに気づいてもらうために、私はセッションでみなさんの思い込みやセルフイメージを伺ったあと、こう質問することにしています。

「『人生は思い通りにならない』という証拠や事実は、どこにあるでしょうか？」

「『ラクしてお金は稼げない』という証拠や事実は、どこにあるでしょうか？」

「『私がバカだ』という証拠や事実は、どこにあるのでしょうか？」
「『私は孤独』という証拠や事実は、どこにあるのでしょうか？」
「『私はたいした人間ではない』という証拠や事実は、どこにあるのでしょうか？」

この質問に対して、多くの人が「これは事実だ」ということを私に証明しようと、あれやこれやの証拠を示そうとします。そこで私はこう答えます。

「でも、それって結局、**あなたの頭がそう思っているだけ**ですよね」

結局、そういうことなのです。

そのことに気づき、勝手な思い込みやセルフイメージを手放したとき、苦痛系思考のクセから抜け出せます。すると、いつのまにか病気をやめているのです。

あなたの思い込みが、根拠のない勝手なものなら捨ててしまおう！

「気づく・許す・実行する」病気をやめる3つのステップ

病気をやめるには、それまでの思い込みやセルフイメージを手放していくことが重要なカギになっていますが、それは言葉でいうほど簡単ではないケースも少なくありません。

もちろん、本人もビックリするくらい、ちょっとした気づきであっというまに手放せることもあります。

一方で、あまりにその思いが強すぎて、ちょっとやそっとのことではビクともしないこともあります。

といっても、決して手放せないというわけではないので、安心してください。誰でも必ず手放すことができます。

手放していく方法は、次の3つのステップを進めるというものです。

❶病気を発生させていた自分の中にある思い込みやセルフイメージに**気づく**

↓

❷そうした思い込みやセルフイメージを、何のために持っていたのかを分析し、思い込みやセルフイメージを持っていた自分に責任を取り、自分を**許す**

↓

❸本当の自分として生きることを決断し、本当の自分を象徴する行動を考え、その行動を日常の中で**実行する**

どんな思い込みやセルフイメージも、気づかなければ表に出てきません。そして、自分でもその存在に気づかないままでいると、潜在意識やその奥にあるメタ無意識（外部からの情報を捉える際の「型」のようなもの。その型に合うように情報が加工されるので、その型を変えないと、変化が起きにくい）から苦痛系思考を発動させつづけます。

たとえば、私のあるクライアント（女性）の例をご紹介しましょう。

彼女は人を癒やすヒーラーのお仕事をされていたのですが、とても人気があり、まさに1年365日、休む暇もなく仕事をする生活をずっとつづけていました。ところが、大腸がんを発症され、私のセッションを受けることになりました。

セッションでまず私は、「なぜ、そこまで仕事をするんですか？」と質問しました。返ってきたのは「お客さまに喜んでもらえるのがうれしいから」という答えでした。

私は、**この言葉の裏に、彼女を苦痛系思考にしている思い込みがあるな**と感じ、さらに質問を重ねていきました。

すると、突如彼女は、あることに気がついたのです。

それは「私は独りぼっちだ」という思い込みがあり、それを否定的に捉えている自分がいた、ということです。

それゆえに彼女は、「私のまわりから人がいなくならないように、喜んでもらえることをしなければ」と休みなく働いていたのです。

こんな具合に、**一見ポジティブに見える思いの中に、苦痛系思考を発動させるネガ**

ティブな思い込みやセルフイメージが隠されていることが多々あります。

別の見方をすると、それくらい複雑に、そして根深く、思い込みやセルフイメージは私たちに絡みついているのです。

それを最初のステップで丁寧にほどき、見つけ出していきます。


そして、そうした思い込みやセルフイメージに気づいたら、それに対してあれこれ考えません。取り扱わず、**それらを信じ込んでいた自分をただ許します。**

先ほどの例でいえば、次の言葉を口に出し、自分を許していきます。


私は自分のことを「独りぼっち」だと思い込んでいました。

そのような思い込みを使っていた自分に責任を取ります。

そして、そのような思い込みを使っていた自分を、許します。

おしまい！

そして、これから私は、〇〇〇な人でいます。

「おしまい！」という言葉を発っすることで、思い込みやセルフイメージが過去のこととなります。

そうしたものに縛られていた自分と、今の自分とが切り離されます。

そのようにして、思い込みやセルフイメージを一度外に出したら、何も処置せずにそのまま放っておきます。すると、消えていきます。

もちろん、根深い思い込みやセルフイメージの場合、一度や二度、外に出した程度では消えないこともあります。その場合は、処置していきます。そのための方法はいろいろあります（本書の第3章の後半で改めて説明します）。すると、本当の意味で存在しなくなっていきます。

そして、最後のステップが、本当の自分として生きていくことを決断し、それを実行に移していくこと。

つまり、これまでいろいろな言い訳をつくっては避けてきた**「本来の生きる目的に沿って生きる」という生き方を選択していく**、ということです。

これは、かなりの覚悟がいることです。そもそも「そんなことはできない」と、ずっと避けてきたわけですからね。

でも、安心してください。一つひとつ段階を踏んでいけば、誰もがその人本来の生きる目的に沿った道を進んでいくことができます。

それを読者のみなさんにも実現していただくために、第3章以降でこの3つのステップの具体的なやり方について解説していきます。

思い込みやセルフイメージの誤りに気づいたら、ただそれを許せばいい！

第3章

あなたが「許していない自分」に気づく

許していない自分に気づき、受け入れていく

第2章で、病気を生み出す大きな要因に、その人を縛っている思い込みやセルフイメージ、そしてそれらをつくっている脳の動かし方があると述べました。その人がどういう思い込みやセルフイメージに縛られているかによって、発症しやすい病気に違いがあります。

たとえば、子宮筋腫や卵巣のう腫、子宮頸がんなどの婦人科系疾患の場合、その背景を探っていくと、**「男性に勝ちたい。負けたくない」**という思いや、**女性性の否定**があることが少なくありません。

この世で生きていくうえで、「女性であると不利だ」という強い思い込みがあり、自らの女性性を捨てるために、女性器をダメにする方向で脳が動いてしまうのです。

その結果、子宮などに関連する婦人科系疾患が現れやすくなります。疾患ではないものの、不妊だったり妊娠しても流産をくり返すというケースでも、その人の心の深いところを探っていくと、女性性の否定が多くあります。

これは競争の激しいビジネスの世界に身を置く女性に、よく見られます。男性と対等にバリバリ仕事をこなしていくうえでは、出産は不利になると無意識のうちに察知し、出産を避けようとしてしまうのです。

女性性の否定と婦人科系疾患の発症との関係をよく示していると、私が強く感じたデータがあります。それは、子宮頸がんの発症率の推移です。

日本では、１９９０年代以降、子宮頸がんが増加傾向にあるのですが、とりわけ急激に増えたのが、１９９０年代後半。１９８６年に施行された男女雇用機会均等法が、１９９７年に改正された時期と見事に重なるのです。

この改正によって、女性には時間外や休日の労働、深夜残業などが認められるようになりました。女性がますます男性と対等な立場で働けるようになったのです。

そうした環境が整ったあと、急増したのが子宮頸がんです。

「いまだ男性中心のビジネス社会で勝ち残っていくには、女性であることは不利だ」と感じ、自らの女性性を否定しながら仕事にまい進する女性たちが増えたことが背景にあると、私には思えてなりません。

そして、その「男性に勝ちたい、負けたくない」という思いの背景には、出産時や幼少期などに、親や祖父母から言われた、「本当は、男の子が欲しかった」「女の子だと跡継ぎにならない」という発言や、母親が「うちのパパは給料が安いし、だらしないし～」と父親を否定する発言などが根底にあることが少なくありません。

また、膠原病（自分の免疫系が自分自身を攻撃する自己免疫疾患の総称）や、バセドウ病（甲状腺ホルモンの過剰分泌による自己免疫疾患）など、根本治療が難しい難病の人たちにしばしば見られるのが、**「私は弱い人間だ」**というセルフイメージです。

こうしたセルフイメージが強い人の場合、その一方で、そんな自分が許せないという思いも強く、強い自分になろうと努力を重ねがちです。その一つの手段として難病を選ぶことがあるのです。

難病と呼ばれる疾患の多くは、原因が不明だったり、治療法が確立されていなかったりで、治るめどが立っていません。しかも、病状がじわじわと進行していくものが多く、場合によっては一生、その苦しい状況と闘いつづけなければなりません。

そのため、かなり意地悪な見方をすれば「そんな厄介な『敵』と闘いつづけている○○さんは、すごいですね！」という評価につながります。つまり、難病は手っ取り早く強い自分をアピールできる手段になるわけです。

逆に、難病が治ってしまうと、「私は強い人間だ」ということを証明する手段をなくしてしまいます。それゆえに、難病は長引きやすいともいえます。

病気を発症させるスイッチとして、こうした思い込みやセルフイメージがかなり大きく影響をしていると私は考えています。

実際、東洋医学では古来より、「この病気には、こんな心理的な背景がある」というように、心身には相関があるという前提で病気が研究されてきました。

そして、そうした思い込みやセルフイメージと病気との関係をさらに探っていくと、そこには**その人が許していない自分**というものが見えてきます。

たとえば、「男性に勝ちたい」という思いや、女性性の否定により、婦人科系疾患を発症する背景には、女性である自分が許せないということがあるでしょう。そして、許せないがゆえに、女性であることを象徴する子宮などの女性器を破壊する方向に脳が動いてしまうわけです。

強い自分を証明するために、難病という手段を選ぶ背景には、弱い自分が許せないという強い思いがあります。

それゆえ、弱い自分を徹底的に攻撃する方向に脳が動き、治療の難しい難病の発症へとつながってしまうわけです。

逆に、自分に対して許せないことに気づき、そうした許していない自分を受け入れ、許していけるようになると、脳はそうした攻撃をやめる方向にシフトしていきます。

このことは、さまざまなクライアントとのセッションを通じて、私自身が実感しています。

病気をやめる、あるいは病気にならない体になるには、結局のところ、許していない自分を受け入れ、そして自分を許していくことなのです。

それにはまず、自分が**どんな自分を許していないのか**に気づく必要があります。

その糸口になるのが、今のあなたを縛る思い込みやセルフイメージです。それらを持つに至った背景や経緯を深く掘り下げていくことで、そうした思い込みやセルフイメージを手放していくことができます。

この章の前半では、こうした「思い込み」や「セルフイメージ」に気づく方法を、後半では、それらを手放していく方法を紹介していきます。

あなたの中の「許していない自分」の存在に気づこう！

あなたを苦しめているのは、思い込みが生んだ自分のルール

それぞれの人が持つ思い込みの中で、とりわけ根強くその人を縛っているのが、「こうあるべき、こうあってはならない」というものではないでしょうか。

たとえば、「親の言うことには従うべきだ」「約束は守るべきだ」「正直でなければいけない」「ラクをしてお金を得ようと思ってはいけない」……などなど。

思い込みの多くは、その人にとってすでに**「自分のルール」**になってしまっています。

そのため、実際は、自分以外の人にとっては「どうでもいいこと」であるにもかかわらず、それがまるで万人が従うべき「この世のルール」と勘違いしていることも少なくありません。

そのため、それらが自分の思い込みと気づくのは簡単ではありません。

では、どうすればそれほどまで自分に強固にへばりついたものを、単なる思い込みなのだと気づけるのでしょうか。


その一つが、**自分の日ごろの言葉遣いから探っていく方法**です。

具体的には、「〜べきだ」「〜べきではない」「〜しなければならない」「〜してはならない」といった言葉を、自分がどんなときに使っているのかをチェックします。


自分の発する言葉にじっくり意識を向けてみると、思った以上にさまざまな場面でこうした「〜べき」を使っていることに気づきます。

同時に自分の行動を観察してみると、これらの言葉によって自分がさまざまな制約を受けていることに気づかされます。

「親の言うことには従うべきだ」という思い込みによって、自分がやろうとしていることをあきらめたり、「正直でなければいけない」という思い込みから、上手に相手と駆け引きができず、欲しいものを手に入れられなかったり。

こうした**一見、小さな出来事も、積もりに積もると自分の本当の生きる目的からどんどん遠ざかってしまう原因になります。**

もう一つ、**自分の中に生じているネガティブな感情を手掛かりにする**という方法もあります。

なぜなら、イライラする、ムカつく、不安になる、怖くなる、つらく感じる、さびしく感じるといったネガティブな感情は、自分の中にある「こうあるべき、こうあってはならない」という基準に、ほかの人や自分が反したときに生じるものだからです。

たとえば、駅で電車を待つために並んでいたところ、いざ乗る段になって誰かが割り込んできてイラッとしたとします。

その場合、この「イラッ」の感情の背景には「割り込みは、ずるい行為だ。ずるいことは許されない。まっとうに努力している人が報われなければいけない」という基準があるのかもしれません。

そして、これも「こうあるべき、こうあってはならない」という自分の思い込みにすぎません。

実際、世の中には割り込みをずるいと思っていない人はたくさんいます。ところ変われば、「並んで電車を待つ」という習慣がない文化は数多く存在します。

私自身の体験をお話ししましょう。

以前、株のデイトレードで稼いでいる友達の話を聞き、非常にイライラしたことがありました。

そこで、「自分はなぜ、こんなにイライラするのだろう」と探っていくなかで気がついたのは、「お金は努力して稼ぐべきだ」という思い込みを自分が持っていることでした。そのため、努力せずに大金を稼いでいるように見える友達に対して、イライラを感じたのです。

そこに気づいた途端、私はこんな思い込みでイライラしていることが急にバカらしくなりました。

実際、何かを手に入れるときに努力にまったく重きを置かない人もたくさんいます。また、この世の中には、努力せずにお金を稼ぐ方法はいくらでもあります。「努力しなければいけない」と、わざわざ自分を縛る必要はないのです。

違法でなければどんな方法であれ、自分にとって必要な収入が得られればいい。

私は「お金は努力して稼ぐべきだ」という思い込みを、こんな具合に外していきました。その結果、なんとそれまでよりも収入が増えていったという、興味深い後日談もあります。

自分にとってのルールは、多くの場合、ほかの人にとってルールではなかったりします。

そして、その自分独自のルールに縛られ、自分本来の生きる目的に向かって生きることができず、自分を苦しい状況に追いやってしまっているのです。

その状態を放置してしまえば、病気になりかねません。

そして、こうした自分を苦しめている自分独自のルールに気づかせてくれるのが、日ごろの口グセやネガティブな感情です。

こうしたものに気づいたら、それを放っておかないことです。それらを手掛かりにして、自分の中の「こうあるべき、こうあってはならない」に気づき、それを持ちつづける必要があるのか、いま一度見直してみることです。

そうすることで、病気を発症させやすい「苦痛系思考」から抜け出しやすくなり、病気をやめやすい体へと変化しはじめるのです。

言葉遣いやネガティブな感情をきっかけに、あなたの「ルール」を見直そう！

ポジティブなセルフイメージの裏に、「愛されていない自分」が潜む

次に、自分を苦しめ、そして病気の発症のスイッチになりかねないセルフイメージの気づき方について見ていきましょう。

「○○な自分が嫌い」というのは、程度の差こそあれ誰しも持っていることでしょう。たとえば、「優柔不断な自分が嫌い」「小さいことでクヨクヨする自分がイヤ」「怒りっぽい自分をなんとかしたい」といったことです。

一方で、自分でもほとんど気づいていないセルフイメージもあります。

そして、そうしたセルフイメージは、ポジティブな志や目標、使命といったものの中に潜んでいたりします。

たとえば、「人の役に立ちたい」「困っている人たちを助けたい」「世界に貢献した

い」などです。

実はこうした**ポジティブなセルフイメージの裏に、「自分はダメな人間だ」「自分は誰からも愛されていない」「自分は世の中から必要とされていない」といったネガティブなセルフイメージが隠されている**ことが少なくありません。

そして、そんなネガティブな自分では、この社会で生き残っていくことはできないという不安や恐怖があります。

だからこそ、人の役に立ち、困っている人たちを助け、世界に貢献することで、なんとか自分を受け入れてもらおうとしているのです。

まさに、自分に対するセルフイメージが低すぎるがゆえに、生き残り戦略として、こうした仮装のポジティブな志や目標、使命を持つに至ったわけです。

私はこれを、「一見ポジティブなネガティブ」と呼んでいます。

こうした「一見ポジティブなネガティブ」が怖いのは、「～したい」とポジティブに思えば思うほど、**そこにひそむネガティブなセルフイメージが強化されてしまう**ことです。

これはまさに、光と影の関係です。

光が強くなればなるほど、影も濃くなります。

ポジティブであろうと努力すればするほど、「ダメな自分」「愛されていない自分」「必要とされていない自分」といったネガティブなセルフイメージが、逆にどんどん強化されてしまうのです。

その結果、「こんな自分ではダメだ」という思いがますます強まっていきます。

そして、そんな自分であることを避けるために、さらに一生懸命に人の役に立とう、困っている人を助けよう、世の中に貢献しようとがんばってしまうのです。

では、どうやったら、この一見ポジティブな「～したい」に潜むネガティブなセルフイメージに気づくことができるのでしょうか。

それには、**自分が「～したい」と思ったとき、「それは、自分にとって心底楽しいことであり、生きる目的につながっていることなのか？　それとも、マイナスな状況を避けたいがためなのか？」という問いを必ず入れる**ことです。

こうした問いの結果、何かを避けるための「〜したい」だと気づいたら、それはしないほうがいいでしょう。

さらに、その奥にあるネガティブなセルフイメージも探っていきます。


「なぜ、人の役に立ちたいのだろう？」

「人に喜んでもらいたいからだ」

「なぜ、人に喜んでもらいたいのだろう？」

「自分が認められた気がして、うれしいからだ」

「なぜ、人に認められたいのだろう？」

「それは、自分で自分のことを認めていないから？　つまり、『今の自分ではダメだ』『今のままでは不十分だ』と私は思っていたのでは……」


こんな具合に、**自分にどんどん質問しつづけることで、ある瞬間に、その奥にあるネガティブなセルフイメージに気がつきます。**

それに気づいてしまえば、こちらのものです。

あとは、**その「セルフイメージ」が、自分が勝手につくり上げた幻影だと気がつけばいい**のです。

> **あなたの「〜したい」の理由を、**
> **自分に何度も問いかけて掘り下げてみよう！**

愛されていない欠落感情が、過剰な「自分磨き」に走らせる

自分を苦しめ、病気につながりかねないネガティブなセルフイメージは、ポジティブな志や目標、使命だけでなく、ポジティブな行動の奥に潜んでいることもあります。

たとえば、資格取得に情熱を燃やす、お金を稼ぐことや名声を得ることに多大なエネルギーを注ぐ、ひたすら知識や情報を増やしつづける……。

こうした、いってみれば、**「自分を磨く」というポジティブな行動の動機を深く掘り下げると、その裏にネガティブなセルフイメージが隠れている**ことが少なくありません。

なかでも多いのが、**「私は誰からも愛されていない」**というセルフイメージです。「愛されないのは、自分に何かが欠けているからだ」と、その欠落を埋めるように、キャリアアップや美容に執着したりしがちです。

また「誰からも愛されていない自分は、独りで生きていかなければならない」と思い込み、「武器」を手に入れるべく、資格取得に励んだり、美容にお金をつぎ込んだり……と過剰なまでに自分磨きをする人もいます。

いずれにしても、「このままでは生き残れないかもしれない」という思いが強く、そんな動機に動かされた「自分磨き」なわけです。

そのため、そこには「楽しさ」を感じる余地がありません。「～しなければいけない」という義務感に突き動かされているケースが大半です。

これでは、「苦痛系思考」がフル稼働で、体は常に危機回避モード。病気にならないほうがおかしいといえるでしょう。自分を「休ませてあげる」余裕が、ほとんどないのですから。

たとえば、2015年に、胆管がんで亡くなられたある女優さんの生前の発言や行動を見ると、こうした傾向が強かったのではないかと思えてなりません。

死去後に、週刊誌で彼女の生前の言動を記した特集を読み、そう強く感じました。

私が気になったのは、彼女がたびたび口にされていたという「私は24時間『女優である自分』でいなきゃいけないの」という発言です。

つまり、プライベートの場も含めて、「女優である自分」というつくられたイメージを崩してはいけないと、がんばっていらしたわけです。

これは裏を返せば、彼女には「本当の自分であっては、この世で生き残ってはいけない」という強い思いがあったのではないでしょうか。

その恐怖を避けるために、24時間、徹底的に「女優である自分」を演じつづけたのです。

これは相当、ストレスがかかる状態です。

そして、こうした強い思い込みやセルフイメージが、胆管がんにつながっていったのではないかと私には思えてなりません。

もちろん私自身、彼女にお目にかかったことはなく、発言からの憶測でしかありませんが、30年近いメンタルトレーナーとしての経験から十分、類推できます。

実際、私のクライアントにも、似たようなケースは少なくありません。

複数の資格を取得するなど、キャリアアップのための努力も怠らず、美容にも気を遣い、傍からは非常に前向きな生き方をしているように見えるのに、がんなどの病気が発症してしまうのです。

そこで何が病気の発症につながったのかを一緒に探っていくと、「私は誰からも愛されていない」というセルフイメージに行き着くことが多々あるのです。

しかし、「私は誰からも愛されていない」というセルフイメージは、結局のところは幻影です。自分でそう思い込んでいるだけです。

「私は誰からも愛されていない」というセルフイメージの多くは、0〜1歳のころの親との関係が大きく関わっています。

「小さいころに、親からたっぷり愛情をもらった感覚があまりない」という記憶に端

を発していることが多いのです。

そのため、その解消にはそうした記憶を書き換えていく必要があり、簡単にはいきません。

とはいっても、**記憶の書き換えは決して不可能ではありません。**その方法については、第6章で解説していきます。

あなたのセルフイメージの中に
「私は誰からも愛されていない」が潜んでいませんか？

セルフイメージの歪みが、ネガティブな「人生の前提」を生む

人それぞれに、「人生の前提」というものがあります。各自が持つ、「人生とはこういうもの」という考え方といってもいいでしょう。たとえば、「人生は、面白いことであふれている」と思っている人もいれば、「人生は、苦しみに満ちている」と思っている人もいます。

この人生の前提は、人によって面白いくらい異なっています。10人集まれば、10通りの人生の前提があるといっていいでしょう。

そして、さらに興味深いことに、**人生は、その人の、まさに人生の前提通りに進んでいく**のです。

「人生は、面白いことであふれている」という人生の前提を持っていれば、人生に

おいて次々と面白いことが起こります。

一方、「人生は、苦しみに満ちている」という人生の前提を持っていれば、人生において次々と苦しいことが起こってきます。

なぜ、そうなるのでしょうか。

シンプルに説明するなら、**その人にとって人生の前提以外のことは存在しないので、それ以外の発想が出てこないのです。**

そのため、人生の前提以外のことは起こり得ないのです。

たとえば、「お金は努力して稼ぐもの」が人生の前提であれば、「ラクしてお金が稼げる」ことはあり得ず、「ラクしてお金を稼ごう」という発想も出てきません。

そのため、「努力してお金を稼ぐ」が基本の行動パターンとなり、たまたまラクしてお金が得られるような機会に遭遇すると、「私は、悪いことをしているのではないか……」と恥や罪悪感を持ってしまいます。

あるいは、「人生には勝ちか負けしかない」が人生の前提ならば、ウイン・ウインという状況は想像もつかず、常に誰かと競い合う人生にならざるを得ません。

もちろん、人生の前提に、「正しい」も「正しくない」もありません。

ただ、さまざまなクライアントとのセッションを通じて、病気になりやすい人が共通して持つ人生の前提があることに気がつきました。

それは、「人生は思い通りにならない」「人生は苦労ばかり」など、その通りに人生が進んでいくと、**ひたすらネガティブな感情に苦しめられかねない前提**です。

これでは苦痛系思考が常にフル稼働で、体はずっと危機回避モードです。そんな状態がずっとつづけば、どんどん体はむしばまれていきます。病気が発症しやすくなるのは当然でしょう。

自分が一体、どんな人生の前提を持っているかに気づくには、**自分が持つ思い込みやセルフイメージを探っていく**ことです。というより、思い込みやセルフイメージと人生の前提は、ほぼイコールの関係といっていいでしょう。

「こうあるべき」と思い込んでいれば、それが人生の前提となりますし、「私は～だ」というセルフイメージがあれば、それをベースに人生の前提が自然と生まれていきます。

この章で、これまで紹介してきた方法で、あなたの「人生の前提」を探ってみてください。

そして、ネガティブな感情を生じさせるだけの人生の前提であれば、それを変えていくことが重要になります。

あなたの人生の前提を変えれば、人生そのものの流れが変わる！

ネガティブな「解釈グセ」を捨てる

ここからは、あなたを苦しめる思い込みやセルフイメージを手放していく方法について見ていきます。

人それぞれ、本当に十人十色の思い込みやセルフイメージを持っています。それらが一体どうやってつくられたのかというと、結局のところ**「過去の記憶」**です。

たとえば子どものころ、「私はこう思う」と自分の意見を言うたびに、親から「子どものくせに生意気なことを言うな！」と叱られ、だんだんと「自分の意見を言ってはいけない」という思い込みができてしまった。

小さいころ、気持ちよく歌っていたら、親から「お前は、本当に歌が下手だね」と言われた。それ以来、「私は歌が下手だ」というセルフイメージができ、人前で歌えなくなってしまった。

思い込みやセルフイメージは、こんな具合に何かをきっかけにつくられていきます。

そして、その**きっかけのほとんどは、誰かの言葉です。**

その言葉の発言者は、具体的には親や学校の先生、友達や近所の人たち、さらにはテレビに出ている有名人だったりします。

そうした言葉に対して、「そう言われてしまう自分は、よくない」と解釈してしまうことで、自分を苦しめる思い込みや、ネガティブなセルフイメージが創られていくのです。

さて、ここであることに気がつきませんか？

そうです。まわりからの言葉を、自分へのネガティブな評価と**解釈しているのは他ならぬ自分自身**なのだ、ということに。

実際に、同じ言葉を言われても、その解釈は人それぞれです。

ポジティブに捉える人もいれば、ネガティブに捉える人もいます。あるいは、プラスにもマイナスにも解釈せず、あるがままの事実として受け取る人もいます。

結局、思い込みもセルフイメージも、**まわりから言われた言葉に対する、自分の勝手な解釈にすぎない**のです。つまり、頭の中だけにあるものであり、この世の真実でも、事実でも、常識でも、ルールでもないのです。

自分を苦しめる思い込みやセルフイメージを手放すには、それが「自分の勝手な解釈だった」と気づくこと。こうした気づきこそが重要なのです。

私自身、セッションで、クライアントに「自分の勝手な解釈だった」と気づいてもらうために、**「思い込みやセルフイメージが存在するという証拠はどこにありますか？」**としつこく尋ねていきます。

すると、クライアントはたいてい、ある時点で証拠がないことに気づきます。「単なる自分の解釈でしかなかったのだ」と腹落ちするのです。

たとえば、全身性エリテマトーデス（SLE）という難病を抱えるクライアント（女性・30代）のケースです。

ＳＬＥは、本来だったら外敵などから自分を守るはずの免疫系が、自分自身を攻撃するという自己免疫疾患の一つで、臓器や皮膚など全身のさまざまな部分に炎症を引き起こします。

医学的な治療法は確立しておらず、現状では薬で免疫系の働きを抑制し、症状を抑えるくらいしかできません。

この女性を含めて、このＳＬＥで苦しんでいるクライアントが何人かいますが、彼らに共通しているのが、**自分で自分を徹底的に否定する傾向が強い**ことです。

「こんな自分ではダメだ」と、常に自分を責めつづけているのです。

自責傾向の強い人たちが、ＳＬＥという免疫系が自身を攻撃する病気になるのは、非常に象徴的です。**思考のクセが、そのまま病気として現れている**ように思えます。

このクライアントも自責傾向が強い人でした。素晴らしい芸術的才能を備えている人で、それゆえだったのでしょう、子どものころから「人と違う」「変わっている」と言われつづけたといいます。

なかにはあからさまにバカにする人もいたようで、そうした経験を通して、彼女は

「人と違うことは悪いことだ」と解釈し、まわりと同じように行動できない自分をずっと責めてきました。

それが結局は、SLEという病気につながっていったのだと考えられます。


彼女が病気をやめていくために必要なのは、「人と違うことは悪」という解釈を取り除いていくことでした。実際、人と違うからこそ、彼女はその芸術的センスを発揮できるのです。

そして彼女は、私とのたった1回のセッションでそのことに気がつきました。「子どものころから、人と違うことは悪だと思い込んでいましたが、何を言っているんでしょうね、私」という言葉が出てきたのです。


もちろん、こうした1回の気づきだけでは思い込みを完全に払拭《ふっしょく》することはできないかもしれません。ふとした瞬間に、思い込みが再び顔を出すこともあるでしょう。長年のクセなのですから、これは仕方がありません。

しかし、そんな自分を責めないことです。「あっ、またこの思い込みが出てきたんだな」と受け止めて、「それは思い込みであって、事実ではないよね」と流していけばいいのです。

そのようにくり返していくなかで、思い込みから解放されていき、それにともない、病気をやめていく人も少なくありません。

彼女の場合も、約1年はかかりましたが、ほぼ完治状態に至り、現在は様子を見ながら、健康でいるための脳の動かし方を日常に慣らしていくことをつづけています。

そのほか私のセッションでは、思い込みやセルフイメージを手放していく方法として、きっかけとなった言葉を発した相手、たとえばそれが親なら親に直接自分の思いを言ってもらうことも、ときどき行っています。

たとえば、「あのとき、お母さんからこういうことを言われて傷ついた」という具合に思いをぶつけるのです。

すると、「えっ、そんなこと私、言ったっけ？」という反応が返ってくることがよくあります。つまり、言った本人はまったく覚えていないのです。

そして多くの人が、この拍子抜けするような体験を通じて、これまで自分を苦しめてきた思い込みやセルフイメージから解放されていきます。

過去の記憶なんて、実際こんなものなのです。**まわりからの言葉や出来事などを自分が自己流に解釈して、それによって苦しめられつづけるだけ**なのです。

そこから自由になるには、いま一度、自分の思い込みやセルフイメージの原因となっている**過去の記憶と向き合い**、その解釈が今の自分にとって適切かをチェックし、不都合があれば、**解釈し直していけばいい**のです。

それが、あなた本来の生きる目的に向かって生きる第一歩になります。

セルフイメージとは、まわりから言われた言葉に対するあなたの解釈にすぎない！

まわりに振り回される人ほど、病気になりやすい

物事を判断したり、決断したりする際の思考パターンを、**外的基準**と**内的基準**に分けることがあります。

外的基準とは、自分以外のまわりからの意見や情報、データなどから、物事がうまくいっているのか否か、そして、物事をやるかやらないかを決めていくこと。

内的基準とは、自分の中に明確な判断基準があり、まわりに左右されず、自分で物事がうまくいっているか否か、物事をやるか否かを決めていくこと。

ここで、両者の違いがよくわかる寓話をご紹介しましょう。

『イソップ物語』の中にある「ウサギとカメ」のエピソードです。足の速いウサギと、のろまなカメとが競争して、結局カメが勝つという物語でしたね。

ウサギは、「オレは昼寝をしていたって、カメには余裕で勝てるさ！」と、カメをバカにし、優越感にひたることが最大の目的になっています。これはまさに、外的基準の生き方です。

一方のカメは、「ウサギに勝ちたい」という気持ちを持ちつつも、それ以上に意識がゴールに向いていました。のろまだろうが何だろうが、ウサギに惑わされることなく、ひたすら自分のペースでゴールを目指していきました。これは、内的基準の生き方そのものです。

私がこれまで数多くのセッションをしてきて感じるのは、**外的基準の脳の動かし方が強くなるとき、人は病気になりやすくなる**、ということです。

外的基準が行きすぎれば、**まわりの情報に合わせ、自分自身をないがしろにしかねません。**外的基準でひたすら生きてしまうと、親に従い、学校の先生に従い、上司に従い、友達に従い、パートナーに従い、子どもに従い……と、自分を持たない生き方になってしまいます。これでは、本来の生きる目的どころではありません。

その結果、体はどんどんむしばまれていってしまうのです。

それだけではありません。

外的基準の生き方では、**うまくいっているか、そうでないかを、外部からの反応や、他者との比較の中で判断していく**ことになります。

そうなると称賛されているときや勝っているときは心穏やかでいられますが、批判されたり、負けてしまったときには大きなストレスにさらされます。

しかも、外部の評価にも他者との勝ち負けにも、絶対はありません。常に変化します。そのため、**「批判されたらどうしよう」「負けたらどうしよう」といった不安や恐怖が常につきまといます。**

さらに、外的基準の場合、外部からの単なる情報も、自分への批判と解釈しがちです。

たとえば、ビジネスの場面で取引先が「最近、御社の商品の販売個数が伸び悩んでいますね」と言ったとき、それはその人の価値観から生まれた単なる情報にすぎないのに、「私が批判された。私がバカにされた」と解釈してしまうのです。その結果、**踏み込まれた感のようなダメージを自分の中に残してしまいます。**

一方、内的基準の場合、相手の言葉を単なる情報・フィードバックとして解釈し、自分への批判と解釈しません。「はい。最近、販売個数が伸び悩んでいます。ただ、ここから巻き返しますけどね」と受け流し、自分自身にダメージを残しません。

病気にならないためには内的基準で生きていくのが重要だ、と私は考えています。つまり、自分の中に明確な基準を持ち、それに基づいて何事も判断していく。外部の意見は情報として聞くけれど、それで自分の判断が左右されることはない。**「私は私。あなたはあなた」と線引きすることを恐れない。**そんな生き方です。

和を重んじる文化の中で育った日本人からすると、「自分勝手」「わがまま」「マイペース」などと見られそうな生き方ですが、実はそれくらいのスタンスのほうが、病気にはなりにくいのです。

もちろん、これまでずっと外的基準で生きてきた人が内的基準の思考パターンにすぐに変わるのは、決して簡単ではないかもしれません。

しかし、練習を重ねていけば必ず内的基準の生き方に変わっていけます。

それにはまず、**「私はどうしたい？」と、常に自分の意見に耳を傾ける**ことです。

また、外的基準で物事を判断しそうになっている自分に気づいたら、自分と外部の線引きを意識しましょう。「あれは△△さんの意見。一方、私の意見は〇〇だ」と、きちんと区別するのです。

そして、**「私は私として生きていく」**ことを、自分に許してあげましょう。

これをくり返していくなかで、まわりに振り回されることなく、本来の「生きる目的」に向かって生きる自分を取り戻すことができるのです。

自分と周囲の間に線引きをして、
ひたすらあなたのゴールに向かって進もう！

つらい出来事の意味を問うことで、「生きる目的」が見つかる

自分を苦しめる思い込みや、ネガティブなセルフイメージに苦しんでいるとき、そこには自分自身に対する許せない思いがあります。

思い通りの結果を出せない自分が許せない、いつも他人にビクビクしている自分が許せない……などです。


さらに、思い込みやセルフイメージのきっかけとなった過去の記憶を手繰《たぐ》っていくと、自分を苦しめた人への許せない思いもよみがえってきます。

「お前に、そんなことできるわけがない」と自分を認めなかった父親が許せない、学校時代、いじめられていた自分を守ってくれなかった教師が許せない……などです。

思い込みやセルフイメージから自由になるということは、そんな**自分や他人、出来事を許していく**、ということです。

ただ、許すことは、言葉でいうほど簡単には実行できません。「許そう」と頭で思っても、体はなかなかそれを受け入れることができないものです。

しかし、それでいいのです。無理に「許そう」とがんばる必要はありません。というより、がんばらないほうがいいのです。それでは単なる「ポジティブぶりっこ」になってしまいます。「ポジティブにならなければいけない」という思い込みによって、ポジティブなふりを懸命になってしているだけです。

これでは、せっかく思い込みから自由になろうとしているのに、本末転倒です。

そこに余計なエネルギーを使うのではなく、みなさんにまずやっていただきたいのは、**過去から現在まで、病気も含めて、あなたに起こったことや出会った人たちが、あなたの人生にとって「何を学ぶために、何に気づくために必要だったのか、どんな意味があるのか」を考える**ことです。

人生には必要なことしか起こりません。必要な人としか出会いません。

病気や事故、挫折、イヤな人など、自分にとってマイナスにしか思えないことでも、自分にとって必ずなんらかの意味があるのです。もちろん、プラスのことも同様です。

「何かに気づく必要があって、そのためにこの体験があったのだ」とその意味を探り、気づき、そこから何かを学んでいくことが重要なのです。

「下」という概念がなければ、「上」という概念は存在できません。「右」という概念がなければ、「左」という概念は存在できません。

それらと同じように、「問い」がなければ、「答え」は存在できません。

「この体験は、自分にとって、どんな意味があるのだろう？」と自分に問いかけはじめると、脳は自動的にその答えを探しはじめます。脳にはこうした機能が備わっているため、いろいろな答えが出てきます。

さらに面白いことに、それに引っ張られるようにして、ほかの過去の記憶も次々と思い出し、記憶同士が芋づる式に結びついていきます。

つまり、脳の中で過去のさまざまな記憶の調整がはじまるのです。

実はこれは、自分本来の生きる目的に気づく、大事な作業です。

ばらばらだった過去の記憶がそれぞれ結びついていくなかで、そこに共通するテーマが見えてきます。

人生を一つの「レッスン」にたとえるならば、これはその「レッスン」を通してその人が学ぼうとしているテーマです。過去、現在、そして未来の経験は、「すべてその学びのためのものだった」ということがわかってくるのです。

そして、そのテーマから、自分が本来持っている生きる目的も見えてきます。**「私は、こういうことをなしとげる目的で生まれてきたのだ」**という、気づきがはじまります。

すると、自分が経験するすべてのことが、単に「必要だから起こっている」だけではなく、**「目的をなしとげるために、わざわざ自分で選んだ」**と思えるようになっていきます。

つまり、**受け身の状態から主体的に自分が選んだ**と捉え方が変わるのです。

この段階に至ると、脳の動かし方に大きな変化が起こります。

苦痛系思考がすっかり影を潜め、代わって報酬系思考が前面に立って働くようになります。つまり、何かを避けるための判断や行動をするのではなく（苦痛系思考）、**何かをなしとげるために、判断や行動をする自分に変わっていく**のです（報酬系思考）。

人は、自分本来の生きる目的に向かって行動をしているとき、生きている実感を味わい、強い幸福感を感じます。そうなると、脳の報酬系が動き出し、やる気を促すドーパミンや、幸せを感じさせるセロトニン、愛情を感じるときのオキシトシンといった脳内物質が体内に分泌されはじめます。

特に愛情を感じるときに分泌されるオキシトシンには、脳の苦痛系から体に出される指令を妨げる作用があり、苦痛系を作動しにくくします。

こうした脳内物質が分泌されるようになると、**自分に起こる出来事、出会う人のすべてを受け入れられるようになり、許せるように変わっていきます。**

自分にとってつらかった経験、自分を苦しめた人たちについても、受け入れ、許すことができるのです。

しかも、わざわざ自分で「許そう」と思わなくても、自然と受け入れられるようになり、それどころか「そのおかげで、今の自分がある。ありがとう」と感謝してしまえるくらいに変化していきます。

乳がんを抱えたクライアント（女性）のケースです。

彼女の母親は、非常に勝手な人で、子どもたち全員から嫌われていました。もちろん、彼女自身も母親が大嫌いだったそうです。

そのため、介護が必要な状態になっても、誰も面倒をみたがりませんでした。姉妹たちは「自分も病気の治療中だし……」などといろいろと理由をつけて、当時、元気だった彼女に押しつけてきました。

その結果、彼女は精神的にも肉体的にも参ってしまったのです。

彼女は外部に対して非常に気を遣い、責任感も強い人でした。そのため大嫌いな母親にも、手抜きをせずきちんと対応しようとがんばってしまったのでしょう。そんな生活をつづけているうちに、乳がんが発見されました。

その時点で私のセッションを受けるようになったのですが、セッションで私が行ったのは、その**大嫌いな母親を通して、彼女は何を学ぼうとしているのかを探ってもらう**ことでした。

もっといえば、**なぜ彼女が、この人生において、わざわざその大嫌いな母親を選んだのかを探ってもらう**ことにしたのです。

そして、何回かのセッションを通じて彼女が気づいたのは、**その母親を通して、自分は鈍感さを身につける必要があったのかもしれない**、ということでした。

彼女は、外部に対して非常に過敏であるがために、まわりに対していつも気を使っていました。つまり、外的基準の傾向が非常に強かったのです。それゆえに、生きづらさを日々感じていたといいます。

そんな彼女からすると、子どもたちにいくら悪口を言われてもそれにまったく気づかない母親の鈍感さは、ぜひとも身につけたい能力だったのです。

母親との関係をあらためて見直したとき、彼女はそこに気づきました。

「まわりが何を言おうと、別にどうでもいい。まわりに振り回されることなく、自分の意見を言っていく。そうした生き方を、私は母から学ぶ必要があったのですね」

この気づきから、彼女の母親への接し方は劇的に変わりました。それまでは押しの強い母親の言いなりだったのが、きちんと自分の意見を言うようになったのです。

その結果、これまでの母親に振り回されていた生活が一変、自分の生活を取り戻すことができたといいます。

一方、それにともなって病気にも変化が表れました。なんと、乳がんが消えてしまったのです。

ちなみに、**自分に起こる出来事や出会う人のすべてについて、「自分がわざわざ選んでいるのだ」という感覚を持てるようになると、何が起きてもあまり動じなくなります。**

もちろん、何かアクシデントに遭遇した直後には、焦ったり、不安になったり、イライラしたりといった感情の激しい動きがあるでしょう。ただ、それらが不用意に長引くことがなくなります。「どうせ、必要なので起こっているのだから」と、事態を落ち着いて受け入れられるようになります。

こうなると、やみくもに危機回避モードに入ることがなくなり、どんなときでも常にリラックスして、状況に対応していけます。

こうした脳の動かし方の変化が、結局は病気が消えていくことにつながっていくのだと私は考えています。

厳しい出来事も、「自分にとって、その意味は何？」を問いつづければ、受け身の姿勢から脱却できる

第4章

本来の「生きる目的」に向かって生きる！

「できる・できない」と「やる・やらない」の間の大きな違い

それまで自分を縛っていた思い込みやセルフイメージから自由になったら、いよいよ**本来の「生きる目的」に向かって生きていく段階**に入ります。

しかし、頭ではそう決意できても、最初の一歩がなかなか踏み出せない人が少なくありません。


「それだけのお金がないから、やっぱりムリかな……」

「家族を説得できる自信がない」

「うまくいかなかったら、みっともない」

「今は仕事が忙しいから、もう少し落ち着いてからにしよう」

こんな具合に言い訳をつくり、本来の生きる目的の実現を避けようとしがちです。

これは人間として、当たり前の反応です。

なぜなら**人間は、さらにいえば生命は、基本的に変化を望まない**からです。

これは、「ホメオスタシス」（生体恒常性）と呼ばれる機能によるものです。

人間を含めた生命体に基本的に備わっている性質で、**さまざまな環境の変化を受けながらも、常に同じ状態を維持しようとする働き**のことです。

生命体は、刻々と変化しつづける環境の中で、自分を保って生き残っていかなければいけません。ホメオスタシスは、環境に適応しながらも、一定の状態を保つために獲得していった能力なのです。

この性質があるゆえに、私たちは変化を恐れます。これはいわば生存本能で、生き延びるために必要な反応なのですから、「変われない」と自分を責めるのはやめましょう。

ただし、病気や不調の状態を「やめたい」と思うのであれば、こうした**変化への恐れを解消していくことが重要です。**

すでに病気になっているのであれば、今のあなただからこそ、その病気は起きたのです。今のあなたから脱しない限り、病気はやめられません。

病気を本気でやめたいのなら、変化を受け入れる覚悟を決めることです。そして、新しい自分（というより、本来の自分）として生きていく第一歩を踏み出すことです。


何人ものクライアントを見てきて感じるのは、**変化するかしないかは、結局、「やるか」「やらないか」の違いでしかない**、ということです。

いろいろ言い訳をつくって、なかなか変化しようとしない人たちの場合、何事においても、「できる・できない」で判断する傾向が強くあります。

生きる目的に向かって生きていくにしても、「私にできそうかな、どうかな」という基準で探ろうとします。


このことは、その人の言葉遣いにも表れます。「できる・できない」、もしくはそのニュアンスを含む言い方が口グセになっているのです。冒頭で紹介した言い訳がまさにいい例です。

「できる・できない」で判断すると、たいてい失敗への恐れが生じます。何しろ、失敗は今の安定を脅かすものですからね。

そして、「失敗しない」という保証をまわりからもらわない限り、なかなか前に進めません。

そのとき、自分が「やりたいか」「やりたくないか」は二の次になっています。

その意味で、「できる・できない」の場合、まわりの意見などに左右される外的基準の思考回路に陥りがちなのです。

一方、変化を恐れずに前に進んでいける人は、「できる・できない」というニュアンスの言葉をほとんど使いません。というより、使わなくなっていきます。

いろいろな言い訳をせずに、自分が**「やりたいから、やる」、「やりたくないから、やらない」という判断基準で、次々と行動していきます。**

これは、内的基準での思考回路です。第3章で紹介した「ウサギとカメ」の寓話の思考回路にあたります（97ページ参照）。

まわりからどう言われようとも、自分の意思ですべて決め、行動し、前に進んでいくのです。

このとき、「できる・できない」「成功する・失敗する」は、二の次です。前に進んでいける人にとって大切なのは、「やりたいか」「やりたくないか」という自分の意思だけ。それだけに焦点が合っているのです。

実際に取り組みはじめたものの、失敗したり、停滞することもあります。そのとき、内的基準で行動している人は、そうした失敗や停滞が自分の人生においてどのような意味があるのかを考えます。

何せ、人生には必要なことしか起こりませんからね。

そして、そうした一連の作業から彼らは、生きる目的に向かって生きるうえでの学びを得ていきます。

そうした思考回路ゆえに、彼らにとって、失敗は恐れるものではないのです。

本来の生きる目的がすでに見えてきたのなら、あとは「やるか」「やらないか」です。

「できる・できない」はどうでもよく、「やりたいから、やる」「やりたくないから、やらない」。ただそれだけなのです。

あなたは、今取り組もうとしていることを、本気でやりたいですか？

やりたいのなら、今すぐ最初の一歩を踏み出しましょう。

言い訳はやめて、
「やりたいから、やる」で行動しよう！

「変化していく自分」をシミュレーションしていく

前項で、病気や不調の状態をやめたいのであれば、今の自分が変化するのを恐れないこと、と述べました。

ただ、前項で述べたように、そもそも人間は、変化を恐れる生き物です。ホメオスタシスの働きにより、変化しようとすると、無意識でそれを阻止したり、元の状態に戻そうとするのです。

振り子運動と同じで、急激な変化は、急激な反動を引き起こします。

これはダイエットを例にすると、わかりやすいでしょう。

無理して一気に体重を落とすと、その分、リバウンドも大きくなります。場合によっては、ダイエット前の体重より増えてしまうこともあります。

そのため、病気や不調をやめると決めたら、**変化を受け入れることは不可欠ですが、それを一気にやろうとするのは、避けたほうがいい**のです。

では、こうした反動を引き起こさずに、確実に変化していくには、どうすればいいのでしょうか。

それには、**「スケーリング・クエスチョン」**という方法がお薦めです。

これは私自身、セッションでクライアントに取り組んでもらっている方法で、簡単にいうと、起こり得る事態を想像し、それへの対応を脳や体を使ってシミュレーションしていくという方法です。スポーツ選手などが試合前に行っている「イメージトレーニング」に近く、避難訓練とも似ています。

具体的なやり方を説明しましょう。

0点から10点までのものさし（スケール）を設定します。まったく変化してない状態が「0点」、逆にすっかり変化した状態が「10点」です。

そして、1点、2点、3点と点数が上がっていく（つまり、変化していく）につれて、自分やまわりにどのような変化が起きるのかを想定していきます。

たとえば、病気を完全にやめて、健康を取り戻した状態を10点としたならば、改善の度合いが1点となったとき、「自分の体はどんな状態になっているか?」「生活はどう変化しているか?」「仕事はどんな具合になっているか?」「家族の対応はどう違っているか?」「交友関係はどうなっているか?」……など。

こんな具合に、自分自身にどんどん質問（クエスチョン）をし、自身の変化に合わせて起こり得る、さまざまな変化をイメージするのです。


さらに「スケーリング・クエスチョン」で大事なことは、単に起こり得ることをイメージするだけでなく、その状況に対して、**自分がどう対処していくといいのか**までをシミュレーションし、準備しておくことです。

たとえば、変わっていくあなたを元に戻そうという意図で言葉をかけてきたり、そうした態度に示す人も出てくるかもしれません。

それに対して自分はどう対応していくかを、切り返すときの言葉や態度、行動までを含めて、具体的にしっかりと準備しておきます。

人は一般的に、準備できていないことへの対応は不得手です。一方、きちんと準備しておけば、予想以上にいい対処ができたりします。準備は、やはり大切なのです。

セッションでこうしたシミュレーションをつづけていると、クライアントに面白い変化が生まれてきます。

「10点満点に変化した自分」を通常の自分として素直に受け入れられるようになり、そうした自分として行動しはじめるのです。

変化によって起きることにどう対応していくかをシミュレーションしつづけることで、脳の中において変化への恐怖が払拭されていきます。また、シミュレーションと現実との乖離《かいり》もなくなっていきます。

その結果、脳の中に変化を受け入れる態勢がつくられていき、10点満点に変化した自分を受け入れられるようになるのです。脳にはそうした機能が備わっているのです。

人は結局、何が起こるのかがわからないときに危険、恐怖を感じます。逆に、何が起こるのかがある程度明確になれば、それはもはや危険ではなく、恐怖も感じません。

本来の生きる目的に向かって生きることに対して、「できる・できない」ではなく、「やる・やらない」というスタンスで取り組めるようになり、前に進んでいけるようになります。

そして、こうした生き方ができることが、健康を取り戻すカギになるのです。

なお、私のセッションでスケーリング・クエスチョンを行う場合は0〜10点としていますが、個人で行う場合は、それほど細かくしなくもＯＫです。0〜5点、でもいいでしょう。その中で、徐々に変化していく自分を楽しんでみてください。


一気に変わろうとすると、反動も激しい。

変化を小刻みにして、楽しもう!

「私のことは私が決める」のを許していく

前項で、あなたが変化していくことに対して、元に戻そうとするまわりからの反応が起きると述べました。

そのエネルギーたるや、相当なものです。実際、その反応に抵抗できず、変化していくのをやめていく人もいるほどです。

とりわけ、これまで外的基準で物事を判断する傾向が強かった人ほど、変化を断念する確率が高いといえます。

そもそも人は、**自分自身だけでなく、自分のまわりの人が変化することにも恐怖を感じます。なぜなら、自分のまわりで誰かが変化しはじめると、その余波を自分も受けてしまうからです。**

それまで一緒に悪ふざけしていた友達が、突然、キャリアアップに目覚めて、海外の大学院進学を目指して勉強しはじめた。

独身仲間だった友達が、婚活をはじめた。

自分と同じように運動不足状態と思っていた同僚が、ランニングをはじめた。

大学の同期だった友達が、起業して会社を立ち上げた。

同期入社の同僚が、昇進した。

友達が、ボランティア活動を精力的にやりはじめた。

こんな具合に、まわりの誰かが変化しはじめると、人は動揺します。

「自分はこのままでいいのか」と焦ったり、自分だけが取り残されたようで不安になったり……。

そして、元の安定した状態に戻りたいと思い、意識的にせよ無意識的にせよ、相手の変化を阻止しようとします。あの手この手を使って、元の状態に引き戻そうとします。

変化をしはじめたのが自分だとして、外的基準で判断する傾向が強い場合、こうした周囲の動きに引っ張り込まれがちです。変化を阻止しようとするまわりからの圧力に屈してしまい、変化することをやめてしまうのです。

これでは、病気をやめることができません。

そこで、前項で述べたスケーリング・クエスチョンを実践しましょう。

まわりからの阻止は必ずあると想定し、どう対処していくのかをあらかじめ準備しておくのです。

もちろん、まわりからの阻止の動きの中には、あなたにとって想定外のものもあるでしょう。

そのときは、対応がしどろもどろになってしまうかもしれません。

それでもいいのです。その場で即座にうまく切り返せなくても、あとで冷静になったときに、「それは○□さんの考えであって、私のものではない」と、相手の価値観から発生した情報と、自分の価値観を区別できればＯＫです。つまり、内的基準で対処していくのです。

重要なことは、「自分が変化していくこと」です。即座の対応が不十分でも、「変化

する自分」さえキープできれていればいいのです。

そのためにも、あなたにとって標準の思考回路が外的基準ではなく、内的基準になっていることが重要です。

つまり、何事においても**「自分で決めていく人間になる」**ということです。

「私は、どうしたいのか」「私は、どうありたいのか」を、あくまでも私の内的基準で考え、決断し、行動していくのです。

これまで外的基準をメインにして生きてきた人には、「自分で決める」ということに難しさを感じるかもしれません。

そのとき、ぜひ習慣にしてほしいのが、あなたが人生において大切にしている事柄について、自分なりの定義を探り、明確にしていくことです。たとえば、「自由」や「愛」、「成功」といったことについて、「私にとっては～という状態」と定義していくのです。

一つひとつのことについて、世間一般の辞書に書いてあるような定義ではなく、

「私にとって」の定義を持つことで、「自分という名の辞書」ができ上がっていきます。それにつれて、どんどん自分で決められるようになっていきます。

なかには内的基準で生きることにかなり抵抗感を覚える人もいます。しかし、**病気をやめようと思ったら、内的基準で生きる自分を許してあげる**ことです。

内的基準で生きることを自分に許したことで、病気をやめられたケースを紹介しましょう。

外的基準に縛られ、自らを苦しめていることの象徴として現れやすいのが、「アトピー性皮膚炎」です。

アトピー性皮膚炎のクライアントたちとのセッションで強く感じるのが、自分が持つ自分自身のイメージと、まわりの人が持つ自分自身へのイメージとのギャップに苦しんでいる、ということです。

「私はこうだ」という強い思いはあるものの、それを確信に変えるほどの自信を持てない。その自信のなさゆえに、まわりからの「あなたはこうだ」というイメージに動揺し、「本当の私はこうなのに、まわりはそれをわかってくれない」ともがき苦しみつづけるのです。

そうした内部と外部との葛藤の表現として、外部との境目である皮膚に症状が出てくるのだと考えられます。


これから紹介するクライアント（女児）も、まさにその状態でした。

当時、小学5年生で、顔や体の皮膚にアトピーの症状が出て、学校でからかわれることが多かったために、登校拒否になってしまいました。

そこで彼女のお母さんが私のセミナーに参加し、セミナーで習ったことを娘さんに実践してみることにしました。

実践したのは、対話です。娘さんが学校に行きたがらない理由を、お母さんが丁寧に尋ねていきました。

娘さんも最初はなかなか本音を言わなかったようです。しかし、「お母さんは、○△ちゃんが、学校に行かないことを責めているんじゃないのよ。何が、○△ちゃんをそんなに苦しませているのか、知りたいだけなのよ」という姿勢を崩さず、粘り強く尋ねつづけました。

すると、娘さんが学校に行かない理由を、ぽつりぽつりと話してくれるようになりました。

原因はやはり、アトピー性皮膚炎でした。

アトピーのせいでクラスメートたちからからかわれたり、陰口を言われたりがつづき、つらくて学校に行けなくなったのです。

私のセミナーを受講していたお母さんは、こうした外部からの心ない言葉が、登校拒否だけでなく、娘さんのアトピーの原因にもなっていることに気づきました。

そこでお母さんは、**「それは□□君の意見であって、○△ちゃんの意見ではないよね」と、外的基準と内的基準の整理をする**ことにしました。

それこそ、何時間もかけて、「○△ちゃんは自分のことを、こう思っている。ほかの人がどう思おうと、それはその人の意見。『そういう考え方の人もいるんだ。以上』で終わらせてＯＫ。○△ちゃんは○△ちゃんのままでいいじゃない」という話をしつづけました。

すると、なんとそれから1週間で、全身にあったアトピー性皮膚炎が消えていったのです。さらに、学校にも通えるようになりました。

外的基準で物事を決めるのがクセになると、自分の中で、他人の意見が非常に重要な意味を持ちがちです。下手をすると、「それが100%正しい意見」と思い込んでしまうこともあります。

それゆえに、まわりの言葉に敏感になり、それによって苦しめられることもしばしば起こります。

一方、内的基準で生きている人は、まわりの意見を、たくさんある中の一つの情報として受け取るだけです。

「この人は、こういう考えの人なんだ。私の考えと合わないな～」で終わりです。それ以上の影響は受けません。

これができるのは、自分と他人の線引きが明確にできているからです。

そして何よりも、**「私のことは私が決める」**のを、自分に許しているからです。

親やパートナー、上司、友達、子どもなど、他人に人生をゆだねず、自分の人生を自分でコントロールすることを許しているのです。

もっといえば、その覚悟ができているのです。

もちろん、一気に内的基準になろうと、無理をする必要はありません。

そんなことをすれば、ホメオスタシスの機能により、人によっては激しいリバウンドが起きてしまいかねません。

前項で述べたように、スケーリング・クエスチョンの方法を活用して、少しずつ、内的基準で物事を決めていく自分に慣らしていきましょう。

「それはAさんの意見で、私の意見ではない」という内的基準によって、人生をコントロールできる

あなたの「思い」を、恐れずに言葉にして出していく

内的基準で物事を決めていくようになると、おのずと自分の思いや考えを、きちんと表に出していくようになっていきます。

「私のことは私が決める」というスタンスで生きるのですから、それは当然ですね。

そして恐れずためらわずに自分を表に出しはじめると、面白いことに、病気をやめられる、という現象がしばしば起こります。

こうした現実を目の当たりにするたびに、**病気とは、自分が外に向かって言葉で表現できていないことや、自分の基準に合った生き方ができていないことが、さまざまな症状となって現れたもの**なのだろう、とつくづく感じます。

逆の見方をすると、病気になったということは、親やパートナー、子ども、友達、会社、世間、そして自分自身に、**「言っていないことがある」「自分の基準を表に出せずに、我慢していることがある。あきらめていることがある」**ということです。

私とクライアントとのセッションは、多くの場合、こうした「言っていないこと」や「自分の基準を表に出せずに我慢していること、あきらめていること」などを一緒に探していく作業にほかなりません。

実は、私自身、この「言っていないこと」や「自分の基準を表に出さずに我慢していること、あきらめていること」によって、病気を発症させた経験があります。それが今の病気や不調をやめるお手伝いをする、という仕事につながっていきました。

それは20代前半のときです。

当時、私は外資系企業の日本法人で働いていました。その会社は、ワーナー・エアハードが開発し、１９７０年代のアメリカにおいて、「エアハード・セミナーズ・トレーニング」（通称「ｅｓｔ」）という名称の自己啓発セミナーを日本で実施していました。ちなみに、ワーナー・エアハードとはトランスフォーメーション（変革）という概念をアメリカ社会に紹介し、自己啓発の世界に大きな影響を与えた人物です。

この会社は当時、かなりハードな労働条件の職場として知られていました。実際、入社してみると、1年365日休みなく、朝から晩まで働きつづけるという生活でした。

そのため、入社しても1カ月すら持たない人が大半だったのですが、だからこそ私は、なんとしても契約期間の2年を勤め上げる覚悟でいました。

ところが、入社して1年半くらいのとき、熱がずっと引かない日々がつづいたのです。風邪薬を飲んでも効きません。熱が40度まで上がる日もありました。次第に首筋も痛くなり、扁桃腺も腫れて、咳も出るようになりました。

心配になって大きな病院を受診しましたが、原因がよくわからずじまい。解熱剤とうがい薬をもらって様子を見ることにしましたが一向に症状は改善しません。それどころか、支えがないとまっすぐ立てない状態にまでなっていました。そこで、今度は別の大病院を受診。精密検査を受けた結果、ようやく病名がはっきりしました。マイコプラズマ肺炎です。

感染の危険性があるので、すぐさま入院となりました。

そのとき、日本法人の社長が、私が入院している病室にやって来ました。

私としては、「大丈夫か」など見舞いの一言をもらえるのかと思ったら、開口一番、社長が言った言葉は、「あなたは何を言っていないんですか？」。

私はビックリしながらも、「別に言っていないことはないのですが……」と返答。

すると社長は、**「人は口で言えばすむことを、体で表現するんです」**。

つまり、私がマイコプラズマ肺炎という病気になった奥には、「言っていないことがあるから」だというのです。

私はこの言葉に、「この人には隠しごとはできないな」と感じて、正直に自分の気持ちを言うことにしました。「休ませてください」と。

そうです。私は休みたかったのです。「俺は、1カ月で辞めるようなほかのやつらとは違う。この過酷な職場で、2年間、勤め上げてみせる！」と息巻いていましたが、本音のところでは休みたかったのです。

そして、そうした本音からの叫びのようなものが、病気という形で現れたのです。

それを聞いた社長は、「これからは、そういうことを口で言ってください」とだけ言って、病室をあとにしました。

この経験は私にとって衝撃でした。

人間は、欲しいものを手に入れるために、病気になって、命すら懸けるのです。

実際、私はマイコプラズマ肺炎になることで、入院という形で「休み」を手に入れました。

それぞれの人が持つ思いというものは、それくらい強力なものなのだと、私は身をもって痛感しました。その思いを言葉で表に出すことができないゆえに、病気という手段を使ってしまうのです。

逆に、その思いを言葉で発することができたら、病気という手段で、わざわざ命まで懸ける必要はないのです。

事実、社長に「休ませてください」と言えたあとの私の回復の早さたるや、目を見張るものがありました。

入院時は、右の肺がすべて焼けただれていて、普通なら生きていられない状態でした。医師の見立ては「半年は入院が必要」でしたが、なんと1カ月後には退院。その回復力に医師もかなり驚いたらしく、「君の生命力、おかしいよ」とまで言われたくらいです。

本気で病気をやめると決めたのならば、自分そのもの、思いや気持ちを、すべて言葉できちんと出していくのを恐れないことです。**それをしていかなければ、病気はやめられません。**

これまでずっと自分を押し殺すことをつづけてきた人には、最初は勇気がいるかもしれません。そんなときは、前述のスケーリング・クエスチョンで、シミュレーションをくり返していきましょう。

そうやって脳に**「自分を表に出すのは、怖くないよ」**と教えてあげるのです。

結局、言葉にしないと、自分の思いを相手に伝えることは難しいのです。

言葉を介さなくてもわかり合えるという意味で、「以心伝心」という言葉がありますが、そうしたコミュニケーションが成り立つケースはごくまれです。

親子や夫婦など、非常に緊密な関係であっても、言葉を使わなければわかり合えないことは多々あります。そのことは、さまざまなセッションを通じて私自身が痛感していることでもあります。

本来の生きる目的に向かって生きていくには、言葉を介したコミュニケーションは必須です。言葉を介して、自分の進む道を切り開いていく。

それはまた、病気にならない生き方につながっています。

病気をやめたければ、
自分の思いを言葉できちんと伝えよう！

本来の「生きる目的」を、今の社会で実現する方法を考える

クライアントの中には、本来の生きる目的が見えてきたものの、「それをどうやって収入に結びつけていけばいいのか」という壁にぶつかる人もいます。

しかし、生きる目的に向かって生きるとは、何もそれで「お金を稼げるようになる」ということではありません。

たとえば、「私はマンガ家になりたい」という夢を、あきらめられていない」と気づいた場合、何も職業としてマンガ家を目指す必要はないのです。趣味でマンガを描きつづけるという選択をしてもいいわけです。

実際、私のクライアントを見ても、**職業は職業として別に持ちながら、趣味やライフワークとして、生きる目的に沿ったことを実現している人たちはたくさんいます。**

たとえば、白血病だったあるクライアント（男性）です。

彼には、子どものころから、工芸品やオブジェをつくるような芸術活動をしたいという思いがありました。

ただ、実家が青果問屋で、彼は長男です。昔からのお客さんもかなりいて、その人たちに迷惑をかけないためにも、自分が店を継がなければという思いもあり、結局は夢をあきらめ家業を継ぎました。

それから、40年近く青果問屋を商っていたのですが、あるとき白血病を発症します。そこで、私のセッションを受けることになりました。

はじめて彼にお目にかかったときの印象は、「商売人らしくない方だな」というものでした。服装のセンスがよく、いかにもアート関連の仕事をしているような雰囲気をまとっていたからです。

実際、話をしてみると、子どものころから芸術的なことへの関心が非常に強かったことが伝わってきて、「なるほど」と納得しました。

そして彼もセッションを通じて、自分の病気が「芸術的な活動に対する、あきらめられない思い」の表現であることに気づいていきました。

特に白血病のような血液に関する病気の場合、その背景には**「自分の人生には喜びがない」という想い**が強くあることが多々あります。

彼の場合、「本当は芸術家になりたかったし、芸術関係の仕事をしたかった。しかし、家業を継がなければいけないと思って、芸術家への道はあきらめた」という思いから、「自分の人生には喜びがない」という考えが発生していたのです。

病気をやめるには、その隠された思いを実現していくしかありません。

ただ、とても責任感の強い人で、「自分が店をたたんだら、お客さまに迷惑がかかる」と、どうしても店を閉めて、自分の生きる目的に向かって生きる決断がつかないようでした。

そこで私が提案したのが、「家業の青果問屋をやりながら、本来の芸術的な才能を発揮する場をつくる」というものでした。

この提案以降のセッションでは、その方法を具体的に模索することが中心になりました。そして約7カ月後、彼は白血病をやめることに成功したのです。

こんな具合に、**これまでの職業をつづけながら、生きる目的を実現していくことはいくらでも可能です。**

一方、生きる目的を収入と結びつけていくことも、決して不可能ではありません。頭をひねれば、生きる目的を通じて対価を得るアイデアはいくらでも見つかるはずです。

実際、今の時代、ネットを活用すれば、大きな資本がなくても個人で商売をするのが容易になってきています。

たとえば、私のクライアントの中には、「ミュージシャンとして、私の音を通して、内なる本当の自分とつながってほしい」という目的でビジネスをしながら、年収数千万円を得ている人や、「自分の病気を通して、本当の自分を取り戻すことができた。世の中の同じ病気で苦しんでいる人を助けたい」という目的でコーチ・カウンセラーとしてビジネスをしながら、年収5000万円を超えている人などもいます。

生きる目的を通じて本気で仕事にしたいと思うのなら、徹底的にその方法を考えればいいのです。その商品やサービスを「お金を払ってでも欲しい」と思ってくれる人がいれば、必ず商売につながるのですから。

さらに、「いまさら実現は無理だな」という夢の場合、私がクライアントに勧めているのが、**その思いの「さらに奥にある欲求」を明らかにしていく**ことです。

たとえば、「マンガ家になりたかった」というクライアントであれば、「そもそもなぜ、マンガ家になりたかったのですか？」と質問していくのです。

すると、「人を笑わせるのが好きだから」とか、「物語を考えるのが好きだから」と、その奥にあるものが出てきます。

質問はここで終了ではありません。「人を笑わせることで、その奥で何を得たいのですか？」「物語を考えることで、その奥で何を得たいのですか？」とさらに深く探っていきます。

こんな具合にとことん探った先に、その人にとって本来の生きる目的が見つかったりします。

それがわかったら、あとは、それをビジネスでどう実現できるかを考えていけばいいわけです。

たとえば、難病を患ったある医師は、「私は、ただ病気を治したいのではなかった。その人の生き方を変えていくサポートをしたかったのだ」と気づき、通常の保険診療の時間を減らして、カウンセリングの時間を大幅に増加。「薬や化学療法を使わない医師」という生き方を選んだことで、自身の病気をやめていきました。

また、がんを患っていたある教師は、「私は学校の先生をやりたいわけではなかった。人はもともと自由であるということを、多くの人に伝えたかったんだ」と気がつき、コーチとしての活動をスタート。

それをきっかけにして、がんをやめていきました。

そうやって、少しずつ**本当の自分がやりたいことを世の中で表現できるようになっていく。それに熱中している間、自分が病気であることを忘れている人が少なくあり**

ません。

そんなころ合いを見計らって、病院で検査を受けてもらったりします。

すると病気が回復に向かっていたり、場合によっては病気をやめていたりします。

逆に、あきらめてそれをせずに、これまでと同じように社会に合わせる生き方を選んでしまえば、病気はなかなかやめられません。

また、一度やめたとしても、再び病気の状態に戻ってしまうのです。

生きる目的の実現が職業では難しいなら、
趣味でできないか考えよう！

いろんな自分をリハーサルして、「自分」を自由に着替えていく

本来の生きる目的に向かって生きはじめた途端、人生が順風満帆に進むようになるかといったら、実はそんなことはありません。相変わらず、さまざまな壁に遭遇します。

ただ、**これまでの人生と違うのは、それを乗り越えることで生きる目的の実現にまた一歩近づいていける**、ということです。

人生には必要なことしか起こりません。その壁を乗り越えることで、あなたはまた一つ、人生の学びを得ることができるのです。

それゆえ、壁を乗り越えることそのものはつらくても、脳で活発になるのは、苦痛

系ではなく、報酬系と呼ばれる部位です（詳細は46ページ参照）。報酬系が活発になるとは、**快楽を求めているときの脳の状態**です。やる気ホルモンと呼ばれるドーパミンや、幸せホルモンと呼ばれるセロトニンなどの脳内物質がほどよく分泌され、心も体も伸び伸びとしていきます。同じつらい状況でもこれまでのように苦痛系思考に陥って、心も体も危機回避モードになっているのとはまったく違う状態ですね。

さらに、そうした壁は、自分次第で低くすることも可能です。方法はとてもシンプル。それぞれの状況に合わせて、「自分」というものを着替えていくのです。

ビジネスシーンであれば、たとえばプレゼンテーションや交渉、接待のとき、プライベートシーンであれば恋人と会っているとき、友達と遊んでいるとき……など、**それぞれの場面で、どういう自分なら物事を前に進めやすくなるのか、どういう自分なら楽しく過ごせるのかを考えて、その自分に着替えて事にあたる**、という方法です。

場が変われば、そこに集まってくる人や雰囲気も変わってきます。

面白いエピソードがあります。

私が以前、たいへんお世話になったカナダ人のあるセミナー講師から伺ったお話で、その人が、ギリシャでセミナーを行ったときのエピソードです。

アメリカやカナダで行っているときのように、「イエーイ！　みんな、ノッてるかい！」という具合にノリノリで登場したところ、会場はシーン。

その後も、ハイテンションでセミナーを進めていったのですが、反応がないどころか聴衆がドン引きしているのがわかったそうです。

アメリカやカナダであればこの方法で会場は大いに盛り上がるのに、ギリシャではそうではない。

途中の休憩時間にギリシャ人の担当者に「なぜですか？」と質問したところ、「先生、ギリシャであれをやったらダメです。『この人、なんか裏があるな』と受け取られてしまいます。われわれはそういう文化なのです」という返事がありました。

この経験は、彼にとって大きな学びになったといいます。

セミナーを通じて、自分が世の中に伝えたいことがある。そして、その伝え方には、それぞれのコミュニティーの文化に常に合わせられる柔軟性が欠かせない。

そのことに気づいて以来、それぞれの文化に合わせたセミナーというものを非常に意識するようになったそうです。

私のいう「『自分』を着替える」というのは、まさにこれです。

今、目の前にある壁に対して、もっとも乗り越えやすい「自分」を選んでいく。TPOに合わせて服を選ぶ感覚で、その場に合う自分を選んでいくのです。

私はこうした感覚を、**「自分の身のまわりや、世の中で起こっている出来事とダンスする」**と表現しています。

パートナーのいるダンスは、相手の動きに合わせていくことが非常に重要です。

相手がこういう動きをしたら、自分もそれに合わせて動く。

生きる目的に向かって生きていく際、そうした臨機応変さや柔軟さがとても大切です。

こうした話をすると、「まわりに合わせる外的基準の思考をやめて、内的基準で生きろというのと、矛盾するのでは？」という質問をしばしば受けます。

しかし、決して矛盾しません。

そもそも、**外的基準に振り回されているときと、生きる目的に向かって生きているときとでは、同じその場に合わせることでも、脳の働いている部分がまったく違います。**

メインになるのが前者では苦痛系、後者では報酬系です。

そしてなんといっても、前者はあくまでも受け身での行動ですが、後者は**自分の意思での行動です。自分の意思を持って、自分を七変化させている**のです。

実際に体験してみるとわかると思いますが、両者ではまったく体に残る感覚が異なります。

なので恐れることなく、その場に合わせて「自分」を着替えていきましょう。

また、着替えるといっても、そんないろいろな自分にはなれない、という声を聞くこともあります。そういう人には、先述のスケーリング・クエスチョンが役に立ちます。

まずニュートラルな自分を真ん中に置いて、「暗い―明るい」「いい加減―几帳面《きちょうめん》」「神経質―伸び伸び」「せっかち―ノンビリ」など、さまざまな軸をつくって、それぞれの目盛りで、どんな自分になるのかをイメージしていくのです。

たとえば、「まわりから『陰気』って言われるくらい、超ネクラな自分って、どんな感じ？」「じゃあ、やや暗い感じの自分は？」「明るくも暗くもない自分は？」「ちょっと明るい自分は？」「めちゃくちゃ明るい自分は？」……という具合です。

イメージしたら、練習がてら役者のようにその自分を演じてみましょう。

人前で行う必要はありません。自分の部屋で、いろいろなバリエーションの自分を演じてみてください。

こんな具合に、**いろいろな自分をシミュレーションし、リハーサルしておく**と、その場の雰囲気にふさわしい自分を、自然にスッと出していけるようになります。

「ここでは、落ち着いた自分でいこう」「多少ノリノリの自分を出しほうがいいかな」「ほがらかな自分を演出しよう」……など、状況に合わせて柔軟に自分を調整していけるようになります。

これは、**人間としての振り幅を広げていく方法**でもあります。

いろいろな自分に着替えられるようになると、もはやセルフイメージというものが、あまり意味を持たなくなります。

「私は○○だ」という固定したイメージに縛られず、自由にいろいろな自分になっていけます。

その場にふさわしい「自分」に、どんどん着替えていこう!

「着ぐるみテクニック」で生きる目的が加速する

前項では、それぞれの状況に合わせて、「自分」を着替えていく方法について紹介しました。

この場合、ベースになるのはあくまでも今の自分です。今の自分が想像できる範囲で、多様な自分を引き出していくという方法でした。

一方で、「あの人みたいになりたいけど、どう逆立ちしても、なれないだろうな～」という憧れの存在を、多くの人が持っていることでしょう。

自分にとってモデルとなる存在です。

「その人になり切る」となると、もはや着替えるというレベルではなくなります。まったく別の自分になる必要があるのです。

そしてもちろん、そのための方法はあります。

それは、私が**「着ぐるみテクニック」**と呼んでいる方法です。

具体的には、モデルとなる人の着ぐるみの中に自分が入っているとイメージして、その状態で、プレゼンをしたり、交渉をしたり、セミナーをしたり、日々の業務をこなしたり、家事をしたり、プライベートを楽しんだりする……というものです。

この方法は、自分が憧れの人になるわけですから、今の自分とは、ほぼ別人です。

今の自分のままでは、達成するのに多少の時間や労力がかかりそうなことでも、憧れの人であればあっというまに片づけられる、ということも起こり得ます。

つまり、**まったくの別人になることで、「生きる目的」を加速度的に前進させることができる**のです。

この着ぐるみテクニックは、実は私自身、達成したい目標がある際にしばしば活用しています。

たとえば以前、実践したのが、スティーブ・ジョブズ（1955～2011年）の着ぐるみでした。

理由はシンプルで、「ウェブへの抵抗感をなくすこと」を自分に課したからです。

当時の私は、フェイスブックどころか、自社のホームページさえも持っていない状況で、クライアントからも「やったほうがいい」と何度も勧められていました。

ただ、ウェブへの苦手意識が強く、「たいへんそうだなぁ……」とためらっていました。**まさに、「できる・できない」思考に陥っていた**わけです。一方、クライアントの利便性を考えると、ウェブを整えたほうが断然よく、私自身の活動を広く知ってもらううえでも非常に有用でした。

そこで、「やる！」と決断しました。

ただ、「今の自分」のままでは一気に事を進められそうにありません。

そこで「ウェブに強い人は……」と思いを巡らしていたときに、ひらめいたのがジョブズでした。

そこで、ジョブズを借りた着ぐるみテクニックのスタートです。

方法はまず、ジョブズが新商品の発表をしているシーンをイメージすること。

その際のポイントは、その憧れの人は、自分が「こんな感じだろう」と考える人物像でOK、ということです。

その人のリアルな姿に近づける必要はありません。あくまでも自分が憧れる部分にフォーカスして、イメージすればいいのです。


次に、自分が演出家の立場になり、イメージの中のその人に指示を出していきます。この場合なら、「ジョブズさん、こういう動きをして」「こういう話し方をして」とお願いする感じです。


そうして自分の理想通りのジョブズになったら、今度はそれを着ぐるみにして、背中のチャックをジーッと開け、その中に自分が入っていくのをイメージします。

この時点で、視点を変えます。自分がその着ぐるみの中に入り、そこからまわりを見ている感覚で、イメージをつづけます。

そしてその状態で、先ほどからの新商品の発表を行っていきます。

声に出したり、動作をつけたりする必要はありません。あくまでも頭の中でイメージします（誰もいない部屋であれば、ジョブズになりきって実際に動いてみてもよいでしょう）。

実際、これを何回かくり返したことで、私の中で面白い変化が起こりました。まだウェブ関連のことに、なんら着手していなかったにもかかわらず、いつのまにか「俺はウェブに強い」という言葉が自然と出てくるようになったのです。同時に、「ウェブは苦手」や「ウェブは面倒」といった言葉も思いも、私の中から出てこなくなりました。

着ぐるみテクニックにより、自分の使う言葉が変わっていったのです。

こうして、ウェブ関連への抵抗感がすっかりなくなった私は、その後、ホームページを作成しました。

さらに、フェイスブックでの発信もしたいと思った矢先、その活用法を教えるセミナーに偶然出合い、それに参加。あっというまに、私のビジネスにおいてフェイスブックは欠かせないツールとなっていきました。

着ぐるみテクニックのすごいところは、憧れの人の着ぐるみを着ることで、自分が目指したり、憧れたりしている考え方や価値観が、スーッと自分の中に入ってくることです。

その結果、自分の中の言葉が変わってきます。

発する言葉も、さらには、内なる心の言葉も変わっていくのです。

次の第5章で詳しく述べていきますが、どういう言葉を日々使うかは、その人の生き方を左右するくらいに重要です。

実際、思い込みもセルフイメージもすべて言葉でできています。

それが、ときにその人を縛り、生きる目的に向かって生きるのを邪魔することがあります。

さらに、病気の発症につながることもあります。

日ごろ、自分が使っている言葉というのは、それほど重要なのです。

着ぐるみテクニックには、自分の中の言葉を変えていける力があります。

自分が「こうあろう」と思う方向へかじを切るための、大きなきっかけとなってくれるテクニックです。

ぜひみなさんも、日々の習慣として取り入れてみてください。

憧れの人の着ぐるみを着れば、自分の言葉も変わってくる！

第5章

その「言葉の使い方」をやめれば、病気もやめられる

脳は、あなたの発する言葉を「真実」とするために活動する

自分が日々、どんな言葉を使っているか。

あなたは、そのことを意識したことがありますか？

もし「ない」というのであれば、今回、本書を読まれたのを機会に、ぜひ意識する習慣を持ってください。

なぜなら、あなたが日々どんな言葉を使っているかで、人生が大きく変わっていくからです。

それくらい、日々使っている言葉というのは、あなたの人生において重要です。

たとえば、思い込みやセルフイメージ。

これも、あなたが日々使っている言葉でできています。

そして、その人の現実は、そうした、思い込みやセルフイメージによってつくられていきます。

思い込みやセルフイメージは、常にあなたの頭の中にあるため、つぶやきや独り言になって、頻繁に表れるからです。

実際、人間は1日5万語ぐらい、心の中で独り言をつぶやいているといいます。

それだけくり返されることで、**思い込みやセルフイメージはどんどん強化されます。そのくり返しのなかで、本人にとってはそれがあたかも真実と見えるようになってしまうのです。**

さらに、**脳も、それらが真実であることを証明しようと、懸命になって働きます。**

そうした脳の働きがあるゆえに、私たちの意識は、それを証明できるものばかりに目を向けるし、それを証明するための選択や決断、行動ばかりを取ります。

こんなことを、それこそ1年365日、休むことなくつづけていたら、たとえ真実でなくても「それは真実だ」と考えるようになりますよね。

その結果、思い込みやセルフイメージが現実となっていくのです。

たとえば、病院に通いつづけても、私のセッションを受けてもなかなか調子がよくならないクライアントが、ときどきいます。

その人たちの発言を注意深く聞いていると、たいていどこかのタイミングで「あぁ、まだ治らない……」「やっぱり治らない……」という言葉がポロっと出てきます。

こうした言葉がポロっと出るのは、その人の中に「私はどうせ治らない」という思い込みがあるからです。

表向きには「治りたい」と懸命に治療に取り組んでいても、心のどこかにこうした思い込みがあれば、やはりなかなか治りません。

なぜなら、治らないことを証明するために、脳が病気を治さない方向に働いてしまうからです。

では、どうすれば病気につながる、あるいは病気をやめることを妨げる思い込みやセルフイメージを手放していけるのでしょうか。答えはシンプルです。

病気につながる、あるいは病気を長引かせる言葉を自分が発したら、それをすかさずキャッチし、使わないようにすればいいのです。

使わなければ、その言葉で思い込みやセルフイメージを強化することもなくなり、もはやそれらが現実になることもありません。

第5章では、前半において病気を長引かせる言葉を、後半では、**病気にならない体をつくるための言葉の使い方**を見ていきます。

「治らない」という言葉を使うのはやめよう！

「病気を治す」という言葉を使うと、病気は長引いてしまう

前項で、病気がなかなか消えない状態にする言葉として、「治らない」を挙げました。実は、「治らない」どころか、**「治す」という言葉も、病気を長引かせる危険性があります。**

このことをセッションやセミナーでお伝えすると、みなさん非常に驚かれます。当然ですよね。「治す」は病気になった際、おそらく誰もが必ず一度は使う言葉でしょう。私自身、この言葉の危険性に気がつくまでは普通に使っていました。

それではなぜこの言葉が、病気を長引かせるのでしょうか。

それは、あなたが「病気を治す」と言いつづける限り、脳は**「病気をつくって、治す」**という作業をくり返すからです。

あなたが「病気を治します」と言っているとき、脳は「今、自分に課せられた仕事は、『病気を治す』ことだ」と認識します。脳は「私」という主人に対して非常に忠実ですから、懸命になって「病気を治す」という作業に取り組みます。

その一方で、病気が治ってしまうのは、脳にとって何としても避けたい展開です。なぜなら、病気が治ってしまったら、「私」から課せられた「病気を治す」という仕事ができなくなるからです。

そこで、脳は「私」からの指令に忠実であろうとするあまりに、今度は「病気をつくる」という作業も行ってしまいます。

つまり、**あなたが「病気を治す」という言葉を使いつづける限り、「病気を治してはつくり、つくっては治し、治してはつくり……」をくり返す**、というわけです。

これでは、いつまでたっても病気をやめられるわけがありません。

なかには、「病気を絶対に治す！」と、「絶対に」という言葉を使って、強い決意を示そうとする人もいます。この場合には、「病気を治す」以上に、病気をやめにくくします。

なぜなら、「絶対に」という言葉があることで、**「治すことは、そもそも難しいことである」という前提ができ上がる**からです。

そして脳は、それを証明するために、その病気をなかなか治せない状態にしていきます。それだけでなく、治ってしまったら仕事がなくなるので、治すどころかさらに「困難な病気をつくる」ということも行いつづけます。

「病気を治す」は、未来に向けた建設的な願いとして、誰もが何のためらいもなく使っている言葉だと思います。ところが、その意図に反して、なかなか治せない状態を脳につくらせてしまうのです。

実はこれは、「病気をやめる」という言葉でもいえることです。

なぜなら、この言葉は、「その状態から変化する」という変化のプロセスに焦点を合わせているからです。

そして、脳の仕事は、そのプロセスに取り組みつづけることとなり、その任務を果たすために病気をつくりつづけてしまうのです。

では、こうした事態に陥らないためには、どうすればいいのでしょうか。

「病気を治す」「病気をやめる」といった言葉を絶対に使ってはいけない、というわけではありません。使ってもいいのです。

ただし、単独で使わないこと。**「私は～のために、病気をやめる」という具合に、病気をやめた先の未来のことと一緒に使う**のです。

こうした言葉の使い方であれば、その焦点が、**病気をやめた先の未来**に置かれます。そして、脳が取り組むべき仕事は、病気を治して（やめて）、その未来を実現させることになります。

その結果、「病気を治してはつくり、つくっては治し……」というマイナスのループから脱することができるのです。

「病気を治す」ではなく、
「私は～のために、病気をやめる」という言い方をしよう！

病気を敵と見なして闘うのではなく、「向き合っていく」

第1章ですでに述べましたが、病気をやめることができる人と、できない人とを分けるのは、病気を「敵」と見なしているか否かという点です。

病気をやめることができる人は、病気を「敵」と見なしていません。

あるいは、**最初は「敵」と見なしていたとしても、次第に、その病気が「今の自分」に必要だから起こっているのだと気づき、和解し、そのメッセージを素直に受け取れるようになっていきます。**

それにともない、病気を次第にやめることができます。

一方、病気を敵と見なしていると、いつまでたっても病気をやめられません。場合によっては、むしろ悪化していきます。

そして、病気を敵と見なしているかどうかは、ある言葉を使っているかどうかで見極めることができます。

それは、**「病気と闘う」**という言葉です。

闘うということは、相手は敵であることが前提になります。

つまり、**病気を敵と見なし、それと懸命に闘っている状態です。**

この言葉を使っている限り、病気をなかなかやめられません。

その大きな理由は、闘うという言葉によって、脳が危機回避モードに入ってしまうからです。

何しろ闘うのです。

これはいってみれば、戦場にいる戦士の状態です。

病気という見えない敵が自分を狙っており、いつ襲われるかわかりません。自分の命が懸かっているのですから、常に気を張っています。

そんな具合に、ピリピリとした緊張状態がずっとつづくのです。

脳が危機回避モードに入ると、体のさまざまなところに不調が起こってきます。

敵が襲ってきたら、即座に逃げる、あるいは攻撃することができるように、筋肉に血液を集中させます。

その分、内臓には血液が十分にまわってこなくなるために、その機能は低下します。

筋肉に十分な血液をまわすために心臓の動きが活発になり、血管にも勢いよく血液が流れるため、血圧も上がってきます。

そんな体の状態がずっとつづけば、病気をなかなかやめられないのも、当然といえるでしょう。

こうした状態に陥らないためには、**病気を敵と見なさない**ことです。

そのためにも、「病気と闘う」という言葉を使うのを即刻やめること。

病気は闘う存在ではありません。「本当の自分からズレているよ」というサインであり、向き合う存在です。

病気を通じて、私たちは、これまで自分が許してこなかったさまざまなものに気づくことができます。さらに、病気という経験は、それらを私たちが許していくきっかけにもなります。

病気とそういう関係性を築けたとき、病気をやめていくことができるのです。

病気は、あなたが向き合う相手。
だから、敵と見なす言葉を使うのはやめよう

結果が欲しいのなら、「がんばる」「目指す」「努力する」は禁句

セッションをしていると、クライアントから次の言葉を聞くときがあります。


「病気が早く治るようがんばります」

「1年後には元気になっていることを目指します」

「病気をやめられるように努力します」


これらも実は**病気を長引かせる言葉**です。

問題となる言葉は、「がんばる」「目指す」「努力する」です。

これらの言葉は、病気のときに限らず、人生全般において禁句にしたほうがいいと思います。

なぜでしょうか。

理由は、先述の「治す」「やめる」と同じです。

「がんばる」も「目指す」も「努力する」も、ゴールに向かっている途中の状態を示しています。

つまり**これらの言葉は、プロセスに焦点が合っている**のです。

そこで、**脳は「がんばる」「目指す」「努力する」が自らに課せられた仕事と認識し、ひたすらその作業に取り組みつづけます。**

そのため、いつまでたってもゴールにたどり着けなくなってしまうのです。

プロセスに意識が向いているときは、結果が二の次になりがちです。

たとえば、少し前の話になりますが、２０１４年のソチオリンピックのときのフィギュアスケート・浅田真央選手の発言を聞いたとき、私はそのことを強く感じました。そのひとつが、試合前の記者会見での発言です。そこで浅田選手は、「演技に集中できるようにしたい」「自分の演技がしたいです」といった発言をしていたのですが、これらはプロセスにのみ焦点が合い、**「そこからどんな結果を得たいか」が語ら**

れていません。

そのため、私はこれを聞いたとき、「彼女は今回、結果を出せないのでは？」と危惧しました。案の定、ショートプログラムで16位と出遅れ、フリーでなんとか挽回したものの、結局6位という結果で終わりました。

同じく、サッカーのなでしこジャパンが2015年のワールドカップの決勝でアメリカに敗れたときも同じことを感じました。

佐々木則夫監督が、試合前のインタビューで「自分たちのサッカーができれば勝機はある」「試合を楽しんで、日本からたくさんの応援があるということを忘れずに、がんばってもらいたいと思います」と発言。

この言葉も、試合というプロセスそのものに意識が向いています。これでは強豪のアメリカに勝つのはやはり難しいだろうなと感じたのですが、案の定、敗れてしまいました。

読者のみなさんの中には、「でも、取り組みつづければ、いずれゴールにたどり着くのでは？」と思う人もいるかもしれませんね。

ところが、脳は「私」からの指令に忠実です。その指令である「がんばる」「目指す」「努力する」ができなくなったら困るのです。

そこで、ゴールにたどり着きそうになったら、それを阻止する働きに出ます。病気であれば、それがやめられそうになったら、やめられないように体に指令を出すのです。

その結果、脳は「がんばる」「目指す」「努力する」の仕事をつづけられます。一方、病気はいつまでもやめられないままです。

さらに、「がんばる」「目指す」「努力する」という言葉が病気を長引かせやすいのは、これらには人を危機回避モードにするニュアンスがあるからです。

実際、これらの言葉を口にするとき、体に力が入りますよね。それは危機回避モードに入っている証拠です。

そして、危機回避モードが長くつづけば、体はさまざまなダメージを受けていき、放っておけば病気につながっていきます。

病気をやめていく、あるいは健康な体をキープしていくには、やはり適度なリラックスが大切なのです。

「がんばる」「目指す」「努力する」という言葉は、自分のやる気や前向きな姿勢を伝えられるので、便利な表現としてちょくちょく使いがちです。

とりわけ、日本人の場合、結果よりもプロセスを重視する傾向が強く、これらの言葉を好みがちです。

プロセスを楽しみたいだけならば、これらの言葉を使うのもありですが、一方で、結果を得たいのであればこれらの言葉は使わないことです。

ちなみに、病気に限らず、これらの言葉を使いがちなのは、主に「ゴールまでの道筋が具体的に見えていないとき」なのだと思います。

「こうやって、こうやって、こうやっていけば、ゴールにたどり着く」という道筋があいまいなので、とりあえず「がんばります」「目指します」「努力します」という言葉でごまかしてしまうのです。

だから、いつまでたってもゴールにたどり着けない。

一方、ゴールと、そこに至る道筋が具体的に見えていれば、それを粛々とこなしていけばいいだけのことです。

そこには「がんばる」必要も、「目指す」必要も、「努力する」必要もありません。近くのコンビニエンスストアに行く感覚でたどり着けます。

「がんばる」「目指す」「努力する」という言葉を使いそうになったときは、そんな意識で自分を観察してみてください。

ゴールと、そこに至る道筋は見えていますか？

見えていないのであれば、いつまでたっても到達することはできません。


プロセスを指す言葉は使わず、「どんな結果を得たいか」を言葉で表現しよう

「〜が欲しい」と言っていると、「欲しいもの」は手に入らない

何げなく使っている言葉が、自分の意図とはズレた状態や結果につながっていく。

この章では、そんな言葉の例をいくつか紹介してきました。

私たちが使っている言葉というものは、それほど脳の働きに影響を与えているのです。そして脳は、受け取った言葉を忠実に実現しようとします。

それは実にありがたいことです。**自分の望みを「言葉」にすれば、それを実現する方向に脳が動き出してくれる**のですから。

ただ問題は、その言葉によって「私」が意図したことと、脳がその言葉をどう捉えるかがしばしばズレる、ということです。

そうなると、自分の意図とはズレた現実が生み出されていきます。

そこでこうしたズレを生じさせないために、私たちがしっかりと理解し、意識しておく必要があるのが、**言葉をそのまま受け取る**という脳の特性です。

たとえば、「～したい」「～が欲しい」という願望を表す言葉。

「幸せになりたい」「愛されたい」「健康でいたい」「認められたい」「庭つきの家が欲しい」「子どもが欲しい」「もっとワクワクした毎日が欲しい」「気遣いのできる部下が欲しい」など、願望を表す言葉を私たちは頻繁に使っていますね。

これを脳はどう受け取るのでしょうか？

ここまで読んでくださっていれば、だいたい予想がつくと思います。

そうです。脳は、「そんな具合に、『～したい』と言いつづけたいのですね」と認識し、そうなるように働きます。

そのため、「～したい」「～が欲しい」と言いつづける限り、ずっとしたいことはかないません。欲しいものも手に入りません。

あるいは、「病気になりたくない」「貧乏になりたくない」「職を失いたくない」「恋人と別れたくない」など、何かを避けようとする問題回避系の言葉も、私たちはしばしば使います。

この場合も脳は、「この言葉を使いつづけたいのですね」と認識します。

そこで、その回避したい現実がいつでも意識できるように、わざわざその現実をつくろうとします。その結果、病気になったり、お金に困ったり、リストラされそうになったり、恋人と危機的状況になったり……。

さらに、「～したい」「～が欲しい」という願望系の言葉にしろ、何かを避けようとする問題回避系の言葉にしろ、その奥を探っていくと、**自分が許していない思い込みやセルフイメージ**がひそんでいたりします。

具体的には「私は幸せではない」「私は愛されていない」「病気は不幸だ」「貧乏は恥ずかしい」……などです。

そして、こうした思い込みやセルフイメージは、これらの言葉を使うたびに強化されていき、それが「現実」となるように行動していきます。

その結果、自分の意図と起きる現実とがどんどんズレていくのです。

では、どういう言葉の使い方をすれば、自分が意図した通りの現実を生み出していけるのでしょうか。

まず、ここで挙げた願望系や問題回避系の言葉をできるだけ使わないことです。

かなおうがかなうまいがあまり関係ない事柄に関してなら、別に使っても問題はありませんが、自分が本気で実現を望んでいる事柄については、使わないほうがいいでしょう。

そしてそれに代えて、**「それが実現している状態である」**という言葉を使っていきます。たとえば、「私は幸せです」「私は愛にあふれています」「私は健康です」「私は○月○日に、健康な状態に戻っています」……というような具合です。

「こうなりたい」という思いがあるのなら、遠い未来にその実現のときを設定するのではなく、**今この瞬間から、少しずつでいいので、実現している現実を体験していきます。**

「幸せになりたい」ではなく、**「今、私は幸せだ」と感じるリアルな行動を考えて、**

その行動をする瞬間を増やしていく。

「健康になりたい」ではなく、**「今、私は健康だ」と感じるリアルな行動を考えて、その行動をする瞬間を増やしていく。**

そうしたくり返しの中で、それまでの思い込みやセルフイメージが変化していき、心の奥底から「こうなりたい」ではなく、**「私はこうです」と言える**ようになっていきます。

それと同時に、「こうなりたい」が現実のものになるのです。

「健康でいたい」よりも、「私は今、健康です」と言って、その現実を体験していこう!

つらいことは「過去形」にしてしまえば、解放される

前項で、本気で実現を望んでいる事柄については、「すでにその状態である」という言葉を使っていきましょう、と述べました。

一方、「今すぐ解放されたい」と思っていることや状態もあります。

「病気」はまさにそれでしょう。

また、自分を苦しめる思い込みやセルフイメージもそうだと思います。

では、それらから自分を解放していくには、どういう言葉を使っていけばいいのでしょうか。

しょうか。**それには、「過去形」を使っていきます。**

実際、今の自分を苦しめているものは、たいがい「現在進行形」で表現されます。

「気持ちがウツウツしてつらい」「腰痛がきつい」「子どもの反抗期にうまく対応できない」「私は何をやってもうまくいかない」……などなど。

みなさんも、今「つらいな……」と思っていることを、言葉にしてみてください。現在進行形になっていませんか？

今まさにそれに苦しめられているわけですから、現在進行形になるのも当然といえます。

「今、自分はそういう状態だ」と現在進行形のままで思い込んでいると、その状況はますます強化されていきます。

それをやめたいならば、それを「すでに過去のもので、今は違う」とすることです。

だからこそ、過去形を使っていくのです。

「私は、『気持ちがウツウツしてつらい』と思っていたんだ」

「私は自分のことを、『何をやってもうまくいかない人』だと思っていた」

……という具合です。

最初のうちは、違和感があるかもしれません。

「いや、まだ気持ちはウツウツしているし……」

と、過去形に抵抗を覚える自分がいるかもしれません。

それでも、とにかく、過去形にしつづけましょう。

くり返すうちに、ストンと腹落ちするときがあります。「そうだ。あれは過去のことで、以前の私はそう思っていたんだ」と素直に思えるようになっていくはずです。

軽いうつ病にかかっていたクライアント（女性・20代）のケースです。

彼女の場合、なんとたった1回のセッションで、うつ状態回復のきっかけをつかみ、当時、休職中だったのですが、そのセッションから2週間後には復職しました。

その際に行ったのが、まさにこの過去形にしていく方法です。

それまでの彼女の症状を聞きながら、私はタイミングを見て、彼女にこう問いかけたのです。

「なるほど。今までうつだと思われていたんですね」

すると彼女が「はい、そうです」と答えました。

私はこの瞬間、「やったぞ！」と思いました。彼女は、私の問いかけに肯定の返事をすることで、「過去にうつだった」ということと、「（自分が）そう思っていた」ことの2つをのみ込んだのです。

これをきっかけに、彼女の脳の動きが変わっていったと思います。

その後も、「どういう場面でうつだと思われていました？」など、私はひたすら過去形で質問。あくまでも過去のこととして会話をつづけました。

そうやって彼女に、**「うつだったのは過去のことであり、それは現実ではなく、単なる思い込みだった」**と思い込ませていったのです。

その結果、前述のように2週間後には、会社に戻れるまで心の元気を回復することができました。

もちろん、誰しもこんなに簡単にいくとは限りません。どれくらいのタイミングで腹落ちするかは人それぞれです。

また、頑強な思い込みやセルフイメージであるほど、腹落ちするにはそれなりの時間を要します。

ただし、つづければ、必ず過去形にしていけます。

「つらいことは、『過去形』にする」。

言葉の使い方の一つのテクニックとして、ぜひ活用していってください。

あなたがやめたい現実は、
「過去形」にしてしまう！

避けるのではなく、

常に未来の目的に向かった言葉を使う

「あなたは、どうして病気をやめたいのですか？」と質問したとき、クライアントからの答えは、大きく2つのパターンに分かれます。

1つが、**「〜がしたいから」と、未来の目的に目が向いているパターン。**

もう1つが、「痛みから解放されたいから」「つらいから」など、何かから逃れたい、避けたいというパターン。

実は、どちらのパターンの回答をするかで、病気をやめられるスピードは違ってきます。本書の読者のみなさんなら、大方の予想はついているかもしれませんね。

そうです。病気を早くやめられるのは、前者です。「〜のために、病気をやめたい」と、未来に目が向いている人たち。

彼らは、回復後のビジョンを明確に持っており、脳は、今のこの瞬間もそれに向けて動いています。

その動きの一つが、「ビジョンの実現に向けて動ける体になるべく、病気を早々にやめる」であり、そのための指令を脳が体に出していくのです。

そのほか、未来に目が向いていると、**「～を得よう」という思考パターン**になるため、**脳の報酬系と呼ばれる部位が動き、心や体を元気にする脳内物質が分泌され、体を成長モードにします。**

これもまた、病気をやめていくことにつながっていきます。

一方、「何かから逃れたい、何かを避けたいというパターン」では、先ほども述べましたが（１８１ページ参照）、脳は、「そう言いつづけたいのですね」と認識します。

そして、そうなるように働いてくれます。結果、いつまでたっても病気をやめられないのです。

また、この場合、逃れたい、避けたいと思うたびに病気が意識されます。つまり、四六時中、病気のことが頭から離れない状態です。

そのため、病気という状態にはまり込みつづけます。

さらに、「逃れたい」「避けたい」と言うとき、脳では苦痛系と呼ばれる部位が動きます。

ここは体を危機回避モードにする部位ですから、その状態がつづけば、体のさまざまなところに不調が起こり、病気を長引かせることにつながってしまうのです。

この2つの言葉の使い方のパターンについて、前者を**「目的志向型」**、後者を**「問題回避型」**と私は呼んでいます。

そして、病気に限らず、**自分が望む現実を手に入れていこうと思ったら、目的志向型の言葉の使い方を習慣にしていきましょう。**

たとえば、週末、温泉に行く場合、目的志向型の言葉の使い方でいくなら、「来週1週間も体をいい状態に保ち、目標を達成していくために、温泉でリラックスする」

となります。

一方、問題回避型の場合は、「ストレス解消です」とか、「これまでの疲れを癒やしてきます」となるでしょう。

同じ「週末、温泉に行く」でも、言葉の使い方で雰囲気が大きく違ってきますね。

そして、脳の動く部位も異なってきます。前者は報酬系が、後者は苦痛系の部位がメインで動きます。その結果、それにともなう行動も、体の状態も変わってきます。

さて、あなたは普段、どちらの言葉の使い方をしていますか？

クライアントなどを見ても、意外と問題回避型が習慣になっている人が少なくないようです。

いま一度、自分の言葉の使い方を観察してみてください。

そして、目的志向型を意識的に実践してみましょう。

たとえば「仕事をする」なら、「食いっぱぐれたくないから」ではなく、「○○という夢を実現したいから」。

何かを買うにしても、「ないと困るから」ではなく、それを買うことでどんな未来が手に入るのかを明確にする。

会社の飲み会でも、「上司の命令だから」ではなく、「□□プロジェクトのことで、〇〇さんや△△さんと情報交換をしよう」と、近い将来への明確な目的を持つ。

そんな具合に、**自分の行動のすべてに対して、未来に向けての具体的な目的を持っていく**のです。

慣れないうちは、めんどうかもしれません。しかし、20日間もつづければ、脳の中でこうした言葉の使い方が新しい言語パターンとして定着していきます。

そのときの自分とその周辺を、あらためて観察してみてください。

望む現実が、加速度的に実現しやすくなっていることに気づくはずです。


「〜を得たいから、〇〇をする」というように、常に未来への目的を意識しよう

第6章

「本当の自分の記憶」を思い出し、病気の根を断つ

自分を苦しめる「カラー動画」の記憶は、「白黒写真」に変えてしまう

第3章で、自分を苦しめる思い込みもセルフイメージも、過去の記憶がベースになっていると述べました。

しかも、**その記憶には必ず、その人の解釈がくっついています。つまり、その記憶は過去の出来事そのものではない**のです。

そして、自分が行ったその解釈によって、単なる過去の出来事が、つらい過去の記憶に変質しているケースが多々あります。

そこから、思い込みやセルフイメージがつくられていき、その中には自分を苦しめ、病気を発症させるものもあります。

この本ではここまで、自分を縛り、苦しめる思い込みやセルフイメージから自由に

なる方法をいろいろご紹介してきました。

そのしめくくりとなるこの第6章では、それらの根っこである**過去の記憶そのものにアプローチする方法**について述べていきます。

さっそく一つ目の方法です。

それは、**過去の記憶をきちんと「過去のものにする」**です。

「過去の記憶は『過去のもの』に決まっているではないか」と思うかもしれませんが、実はそうとも限らないのです。

頭の中で、いまだに「進行中」の状態になっているものもあります。それゆえに、そうした過去の記憶に苦しみ、それが今の病気につながっていることもあります。

こうした現象は、クライアントとのセッションでも強く感じます。

親からの虐待や学校でのいじめ、パートナーからのＤＶ（ドメスティックバイオレンス）などを、非常に鮮明に、あたかも今まさに起きていることのように話すケースがしばしばあるのです。


たとえば、脳腫瘍だったクライアント（女性・40代）です。

彼女は数カ月前に離婚し、元夫からはDVを受けていたとのことです。

その話があまりにリアルで鮮明だったので、「そのことも、離婚の原因だったのですか？」と質問すると、なんと元夫からのDVがあったのは20年前で、しかもそれが離婚の直接の原因ではなかったというのです。

これには私もびっくりしました。


しかし、その人を苦しめる過去の記憶とはそういうものなのです。

あなた自身、いまだに思い出すだけで、恐怖や不安、怒り、不快感などのネガティブな感情が出てきたり、震えや緊張など、身体的な反応が起こったりする出来事を頭に思い浮かべると、色鮮やかなカラー動画となって浮かんできませんか？


これが今だに進行中になっている状態です。

「過去のものにする」とは、**このカラー動画を、「白いフチつきの白黒写真」にする**ことです。つまり、歴史の教科書に載っているような昔の写真にしてしまうのです。

カラー動画のままだから、脳は「今、進行中のこと」、あるいは「つい最近のこと」と認識してしまうのです。

そこで、静止画像で、しかも年代ものの白黒写真にして、脳に「これは昔のことなのだ」と認識してもらいます。

では、具体的なやり方です。ここでも言葉の力を借ります。第4章で紹介した「〜だった」と「過去形」にしていく方法です。

こうすることで、今のあなたを苦しめる過去の記憶と、今との時間的な距離をしっかりつくっていくことができます。

過去は過去、今は今。

過去の自分と今の自分は違うと、両者をきちんと線引きしていくことができるのです。

実際のところ、これだけでは病気をやめたり、現在進行中の人生の問題を解消したりというのは難しいかもしれません。

ただこれによって、**その過去を冷静に見られるようになり、問題解決のスタートラインに立てる**ようになります。

先述の脳腫瘍だった彼女も、元夫からのＤＶが「20年も前の、過去の出来事」として見られるようになったことで、それを糸口に病気の原因となっている思い込みやセルフイメージを探っていけるようになりました。

そこで彼女が気がついたのは、「私はそもそも、生きている価値がないんだ」というセルフイメージをずっと持ちつづけていたことでした。

子どものころからそうした信じ込みがあり、そのセルフイメージが正しいことを証明するために、そう思わせてくれるパートナー（元夫）を無意識で選んでいたのです。

脳腫瘍になったことで、彼女はようやくこのセルフイメージの存在に気づくことができました。

そして、このセルフイメージを手放すにつれ、彼女の脳腫瘍も徐々に縮小し、なんと4カ月後には完全に消えてしまったのです。
まさにがん細胞が、お役御免となったわけです。

つらい過去は「白いフチつきの白黒写真」にしてしまう！

役に立たない「過去の記憶」なら、今の自分の視点から書き換える

過去と今との線引きを明確にし、過去の記憶について「それはもうすんだこと」にする方法として、もう一つ、過去の記憶を**「書き換える」**があります。

この方法のポイントは、**「今の自分だったら、そのとき、どう対応するか」を鮮明にイメージして、過去の記憶を書き換えていく**ことです。

たとえば、過去に「〜になりたい」と言ったときに、親などから「お前にはムリだ！」と反対され、それに反論できず、そのままあきらめてしまったとします。

私のクライアントにもこういう人は多く、それが病気を生み出す原因になっていることが多々あります。

こうした場合の対処法は、**そのときの場面を頭の中で再現し、そこにいる過去の自**

分に、そのとき言えなかった言葉を言わせる、です。

こうして、**「反論できずに、あきらめた」という過去の記憶を、「きちんと反論し、自分の考えを主張し、意志を貫いた」という記憶に書き換えていく**のです。

さらに、部分的に書き換えるだけでなく、**過去の記憶そのものをつくり変える**、という方法もあります。

たとえば、子どものころ、クラスメートからのいじめに遭った経験などから、「私は他人から嫌われる人間だ」というセルフイメージができ、大人になってからも人間関係で苦労するケースがあります。

その状況を解消しようとする場合、その原因となっている子どものころまで記憶をさかのぼっていき、クラスメートたちと一緒にいる自分を頭に思い浮かべます。

そして、その自分を、今のあなたが「こうだったらよかったな〜」という理想の自分にしていきます。

たとえば、いじめっ子をいじめ返している自分だったり、クラスメートたちと昼休

み や 放課後に楽しく遊んでいる自分だったり。
そんな具合に、「人間関係が苦手だった自分」という記憶を、「人間関係が得意だった自分」という記憶に書き換えていくのです。

これはセッションなどで、クライアントにもしばしば行ってもらう方法です。その結果、病気をやめることに成功した人が少なくありません。

たとえばこの記憶の書き換えで、子宮頸がんをやめたクライアント（女性・60代）のケースです。

彼女は中学生のころ、近所の中年男性に性的ないたずらをされた記憶がありました。

彼女にとって思い出したくない記憶だったと思いますが、記憶の書き換えのために、それを一度思い出してもらうことにしました。

そして、ただ思い出すだけでなく、いたずらされそうになったときに「実は切り返して、その中年男性を何度もたたき、逃げ出してきた」という流れの記憶にしてもらいました。さらに、それをリアルに演じるということも行ってもらったのです。

また、彼女の病気には、大人になってから交際した男性とのトラブルの記憶なども関係していたので、それらについてもいくつか記憶の書き換えを行っていきました。

その結果、約4カ月で子宮頸がんをやめてしまったのです。

その他にも、この過去の記憶を書き換えた途端に、杖をつかないと歩けなかった人がその場で走り出してスキップしたり、下半身不随で車いすに乗って来られた人が、その場で突然歩けるようになったり、大きかった子宮筋腫が3分の2程度に小さくなったり、という例もあります。

なかには、記憶を書き換えていくことに対して、抵抗感を覚える人もいるかもしれません。クライアントの中にも、「でも、結局、それは事実ではないですよね」と言う人がときどきいます。

しかし、**そもそもあなたが記憶している出来事も事実かどうかは怪しい**のです。そう、記憶は「ねつ造」されやすいのです。

たとえば、ゲストの学生時代の同級生が今、何をしているかリサーチするテレビ番組があります。

その中で、あるゲストの芸能人が、中学校の卒業アルバムなどを見ながら、「この○○ちゃんは、体育の授業のときにいつも倒れて、そのたびに、体育のイケメンの先生にお姫さまだっこされて、保健室に運ばれていたんですよ～」という思い出話をしていました。

テレビ番組のスタッフが、その本人に確かめに行くと、「えっ⁉ 熱中症になって1回倒れただけで、それ以外は倒れたことはありませんよ～」との回答でした。

つまり、そのゲストの中では、記憶がねつ造されていたのです。


記憶とはこのようにあいまいで、適当にねつ造されるものであり、脳科学の世界では、「脳はやたらとウソをつく」というのは常識だったりします。

ならば、やりたいことの邪魔をする記憶だったり、脳の苦痛系を動かして病気を発生させる原因となっている記憶だったりするのであれば、どんどん書き換えていったほうがよいのです。

また、**その記憶が実際に起きていたことだとしても、事実という理由だけでそれをずっと大事に持ち続ける必要はない**と私は考えます。**役に立たない記憶ならば、書き換えてしまってもいい**のではないでしょうか。

記憶は、よくも悪くも人を振り回します。

それであれば、病気をやめたり、望みをかなえるためにも、記憶を書き換え、いい方向に振り回されていきませんか。

あなたを苦しめるだけの記憶ならば、
書き換えてしまおう！

起こった出来事への解釈を、脳の「報酬系」が動くように変える

第3章で、過去の記憶とは、そのときのあなたの解釈にすぎないと述べました。
実際、事実というのは、いかようにでも解釈できます。

たとえば、発明王として歴史に名を残したトーマス・エジソン（1847～1931年）に、「私は失敗したわけではない。ただ、1万通りのうまくいかない方法を見つけただけだ」という名言があります。

つまり、世間が失敗と解釈する出来事でも、彼にとっては「成功」までの一過程にすぎなかった、というわけです。

エジソンはこうした考え方の人だったから、数々の発明を可能にし、それらの事業化にも成功したのでしょう。

事実をどう解釈するかによって、そのとき、そしてその後の脳の動き方は変わっていきます。

エジソンのように、未来に向けての行動を促していく方向に解釈すると、脳の中の報酬系と呼ばれる部分が動きます。

逆に、「こんなことをする（される）自分はダメだ」など、自分を否定したり、責めたりする解釈をすれば、脳の苦痛系と呼ばれる部分が動きます。

この本でくり返し述べているように、苦痛系は人間の心と体を危機回避モードにし、病気を引き起こしやすくします。

その意味で、**どんな出来事においても、できるだけ脳の報酬系が動くように解釈していったほうが、心や体の健康にはいい**のです。

また、そのほうが、自分の生きる目的に向かって進んでいきやすくなります。

そして、**今の自分を苦しめている過去の記憶についても、あとから報酬系を動かす解釈に変えていく**ことができます。

その際、カギとなるのが、第3章で述べた**「人生には必要なことしか起こらない」という発想で、過去の記憶を見直してみる**ことです。

それぞれの過去の出来事について、「このことは、私にとってどんな意味があるのだろう。何を教えてくれたのだろう」「そもそも、あの体験は何のために起きたのだろう」とあらためて考え直してみるのです。

すると、同じ出来事が、以前とは違って見えはじめます。

さらに、**それぞれの出来事の自分にとっての意味をどんどんつなげていくと、次第に今回の人生で自分に与えられたテーマのようなものが見えてきます。**

これはいってみれば、あなたの**生きる目的**です。

そして、自分が体験することのすべてが、この生きる目的とつながっていると気づけるようになると、報酬系中心の脳の動かし方になっていきます。

こうなってくると、体は病気をしている場合ではなくなります。

クライアントを見ても、過去の出来事すべてを、こうした視点で捉えられるようになると、多くの人が病気をどんどんやめていきます。

ステージ2の乳がんだったあるクライアント（女性・30代）のケースをご紹介しましょう。

私のセッションでは乳がんの場合、まず母親との関係を探っていきます。なぜなら、母親との確執の記憶が、乳がんの発症につながることが多々あるからです。

ところが、彼女の場合、母親との関係は非常に良好。父親との関係もよく、家族関係になんら問題はないように見えました。

そのため、私は一瞬、「なぜ、この人は乳がんをやっているのだろう？」と不思議に思いました。

ところが、さらに探っていくと、彼女はやはり家族との問題を抱えていたのです。それは、彼女が両親のことを「この人たちの人生は不幸だ」と思っていたことでした。

病気や事故、事業の失敗など、両親が次々と遭遇する出来事を見ながら、彼女は子どものころから、「うちのお父さんもお母さんも苦労ばかりして、とても不幸な人たちだ」と感じていたのです。

その一方で彼女は、そんな（彼女から見ると）不幸な両親であっても大好きでした。

実は、彼女の苦しみの元凶は、この2つの思いにありました。

つまり、「この人たちの人生は不幸だ。しかし、そんな両親であっても、私は大好きだ」。この2つの思いによって、彼女は、「自分が幸せになることは、大好きな両親の人生を否定することになるのでは……」と感じるようになったのです。

それは大人になるに従い、どんどん強くなっていき、その結果、「大好きな両親の人生を否定したくない。だから私は幸せになってはいけない」という思い込みが彼女の中にでき上がっていきました。


ところが、彼女は私とセッションをするまで、自分の中にそんな思い込みがあることに気づいていませんでした。

そのため、頭では常に幸せを求めるのですが、無意識、さらにもっと深いところのメタ無意識（57ページ参照）では幸せになることを否定するという、いわゆる「二重拘束」の状態に陥っていました。

こうした心の状態は、その人生にも見事に反映していました。これまでの人生について伺うと、幸せになってはそれを壊す……のくり返しでした。結婚して幸せな家庭をつくり、妊娠するのですが流産をくり返してしまう……という具合です。

では、どうすれば、彼女はこの二重拘束から抜け出せるのでしょうか。

それは、彼女の「私の両親の人生は不幸だ」という解釈を変えていくことです。

そこで私が行ったのが、両親それぞれが持つ人生のテーマを彼女に考えてもらうことでした。

彼女は、両親に起こったさまざまな出来事が不幸に見えたから、「彼らの人生は不幸だ」と思い込むようになったのです。

そこで、視点を変えて、「お父さんとお母さんは、そうした体験を通して何を学ぶために、今の人生を生きているのだろうか？」と、あらためて考えてもらいました。

さらに、そうした両親のもとに生まれた自分自身の人生についても、見つめ直してもらうことにしました。

「そういう人生のテーマを持った両親のもとに生まれてきたことは、私の人生において、どういう意味があるのだろうか？」と。

そうしたことをつづけていくうちに、彼女の中で「私の両親の人生は不幸だ」という解釈が変わっていきました。

「お父さんやお母さんにとって、あれらは**決して不幸な出来事ではなく、それぞれにとって必要なことだったのだ**」と考えられるようになったのです。

また、そうした両親のもとに生まれた**自分の人生のテーマ、つまり生きる目的も明確になっていきました。**

こうなると、**もはや病気なんてやっている場合ではありません。**

約4カ月後、彼女が病院に検査に行くと、乳がんが消えていたのです。

「人生には必要なことしか起こらない」という視点で、過去の記憶を見直そう

幼児期に親から「愛された」という感覚を取り戻す

たくさんのクライアントとセッションをしていて感じるのは、病気につながる種は、意外と幼児期の親（親代わりの大人も含む）との関係にある、ということです。

その時期に、**親などから「愛されている」という感覚があるかどうかが、将来の病気の発症に大きく影響してしまう**ことがとても多いのです。

それは、この感覚の有無が世界をどう捉えるかに大きく関わっていくからだと考えられます。

幼児期に親などから十分な愛情をもらえたという感覚がある場合、「この世界は愛で満たされている」が人生の前提になります。一方、十分な愛情をもらえた感覚がない場合、「この世界は恐怖ばかりだ」という人生の前提になりがちです。

世界を愛と見るか、恐怖と見るか。両者では、物事の受け取り方がまったく異なってくることは想像がつくと思います。

また、当然のことながら、脳の動かし方も異なります。前者の場合、中心となるのは脳の報酬系の部位、後者では苦痛系の部位です。後者のほうが病気になりやすいことは、これまでの解説でおわかりいただけるでしょう。

そして、この**「愛されている」という感覚のスタートが、生まれたころの母親とのスキンシップです。**それによって、「愛されている」という感覚を育んでいきます。

余談ですが、母子のスキンシップが十分でないケースが、最近増えているそうです。知り合いの産婦人科医から伺ったのですが、最近の母親の中には、出産後すぐにスマートフォンをいじり出す人もいるのだとか。これには非常に驚きました。

こうした母親が増えている背景には、**出産スタイルの変化も大きい**と思います。

母子のスキンシップが大きく影響する脳内物質として、近年、注目されているものにオキシトシンがあります。

これは愛情ホルモンとも呼ばれ、それが十分に分泌されることは、他者への信頼の感情を生じさせ、人間関係を良好に保つうえで有用だといわれています。

このオキシトシンは、出産時に母親の脳内で大量に放出され、それがその後の子どもへの愛情につながっていくとされています。

ところが、**産道を通らない帝王切開や、産みの苦しみをともなわない無痛分娩などでは、このオキシトシンが分泌されにくい**のだそうです。

こうした出産スタイルは最近増えていますから、そんなことも母子のスキンシップ不足という現象と関係していると思えてなりません。

話を元に戻します。

現在の病気の発症が、「幼児期の、親などから『愛されている』という感覚の有無にある」と言われたところで、多くの人は、「そんな自分のあずかり知らないことを言われても……」と思うかもしれません。親などからの愛情は、自分ではいかんともしようがないと思うのが一般的でしょう。

しかし実は、自分でいかようにでも、できるものなのです。

なぜなら、**ここで重要なのは「愛されている」という事実ではなく、感覚だからで**

す。ならば、この章で説明してきた、記憶の書き換えや、解釈の変更などにより、過去の記憶に「愛されている」という感覚をつけ加えていけばいいのです。

乳がんだったクライアント（女性・30代）のケースです。

彼女の場合、セッション中、「年齢退行」（軽く目を閉じて、ゆっくりと呼吸をしながら、少しずつ少しずつ年齢をさかのぼり、過去の記憶を丁寧に思い出していく手法）で生まれたときの記憶を探っていきました。

すると出てきたのが、保育器の中に入れられた彼女に向かって、母親が手を振って部屋から出ていったという記憶でした。

これは保育器に入っている状態であれば、よくある光景です。しかし、そのとき彼女は「私は、2週間以上、保育器の中にずっと入れられていた」「私は、お母さんから見放されている」と感じたというのです。

それがきっかけとなって、その後の人生で彼女はずっと「私はお母さんから愛されていない」という感覚を持ちつづけてきました。

しかし、現実にはどうでしょう？

生まれたばかりの赤ちゃんは、目がはっきりと見えないはずです。

ですから、保育器の中に入れられていて、母親が保育器の外で手を振っているという光景は見えていないと思われます。

しかも、「2週間以上、保育器の中にずっと入れられていた」という2週間という時間の感覚も、赤ちゃんにはないはずです。

まさに、先述したねつ造された記憶というわけです。

彼女は、もの心がついて以降の母親との関わりで「私はお母さんから見放されている」「私はお母さんから愛されていない」と感じ、そこから記憶をねつ造していったのだと思われます。

そして、そのねつ造された記憶が脳の苦痛系を動かしはじめたのでしょう。

セッションで、過去のさまざまな出来事を聞いていったところ、高校時代にはうつ病のような症状が出て、心療内科にも通っていたといいます。そして、20代後半になって乳がんが見つかりました。

そこで、彼女と一緒に取り組んだのは、この保育器の中での出来事に対する解釈を変えていくことでした。

このとき、母親が手を振ったのは、彼女を見放したのではなく、自分は病室に戻らなければいけなかったので、しばしのお別れに愛情たっぷりに手を振ってくれたのだ……と。

こんな具合に、母親との記憶について、書き換えや解釈の変更をしていったのです。

この作業を通じて、彼女の中で「お母さんから愛されていない」という感覚は次第に払拭されていき、約半年ほどで、乳がんをやめることができたのです。

記憶を書き換え、解釈を変えて
「愛されている」という感覚を取り戻そう!

あなたが「封印してきた思い」を許し、病気をやめるワーク

私たちは日々遭遇する出来事に対して、それぞれになんらかの感情を持ちます。読者のみなさんも本書を読みながら、今まさにいろいろな感情が心の中で動いていることでしょう。

人によってはこうした感情を外に向けるどころか、自分自身に対しても隠そう、ごまかそうとすることがあります。

「こんな感情を持ってはいけない！」と、自分で自分にストップをかけるのです。

第1章で17の意識レベルの話をしましたが（26ページ参照）、「恥」や「罪悪感」の強い人の場合、こうした傾向が強いように思います。

こうした意識が強いため、相手を責めずに、自分を責めてしまうのです。

たとえば、子どものころに親から虐待を受けた経験があるクライアントから、「私がいけない子だったから、親は私に暴力を振るったんです」といった言葉を聞くケースが意外と多くあります。

そのため、通り一遍のカウンセリングをしていても、子どものころに暴力をふるわれたときの本当の感情は、なかなか表に出てきません。

しかし、そこを表に出さなければ、その人の今の問題は解決できません。

そこで私は心を鬼にして、もっと突っ込んで聞きます。たとえば、病気で苦しんでいるクライアントであれば、こう尋ねます。

「じゃあ、なぜ今、その病気をやっているんですか？　本心のところで、子どものころ、親御さんのことをどう思っていらしたんですか？　親御さんの言葉や態度に対して、悲しかったとか、つらかったとかいう感情はありませんでしたか？」

ポジティブな感情であれ、ネガティブな感情であれ、そう感じた自分をとりあえずよしとしていいのです。**どんな感情であれ、自分の中に生じたものは押し殺さない**ことです。そして、**「そう感じてもいいんだよ」と自分を許してあげる**のです。

私がセッションで、「本心を言ってください」としつこく突っ込んでいくのは、その作業をクライアントにしてもらいたいからでもあります。

第4章で、かつて私がマイコプラズマ肺炎という病気になった話をしました。

当時勤めていた会社に「休みたい」という言葉を発することができなかったがゆえに、病気という形でそれを伝えた、というエピソードです（133ページ参照）。

このように、隠した思いは、言葉にしなければ、別の形で必ず表に現れます。しかも、「こんなことなら、言葉で表に出しておけばよかった……」という形で現れることが多々あります。具体的には病気や事故、不可解な行動だったりです。

たとえば、第3章で述べた「一見ポジティブなネガティブ」などはまさに典型例です（76ページ参照）。

ポジティブな発言の裏にあるネガティブな思いによって、人生がどんどん、ネガティブなほうに引っ張られていってしまうのです。

なので、**あなたを苦しめる思い込みやセルフイメージをつくり出した過去の記憶に**

ついて、いま一度、そのときの記憶や自分の感情を、丁寧に思い出してみてください。

何か隠した思いはありませんか？

ポジティブぶりっこで、「そんなふうに思ってはダメ！」と自分の感情を押し込めていませんか？

そうした、いってみればあなたの中でまだ「完了していない感情」がついている過去の記憶について、次のＱ１～９のチェックをしていきましょう。

Q.1

この過去の記憶は、自分自身のどういった「こうあるべきだ、こうあってはならない」という基準に反しているだろうか？

Q.2

では、その「こうあるべきだ、こうあってはならない」という基準は、誰が決めたのだろうか？

Q.3

その「こうあるべきだ、こうあってはならない」という基準は、世界のどこでも通用するものだろうか?

Q.4

その「こうあるべきだ、こうあってはならない」という基準は、何をきっかけに私の中でつくられていったのだろうか?

Q.5

この過去の記憶が、黄信号のように「何かが起こりつつあるから注意をして!」というサインだとしたら、何への注意を促してくれているのだろうか?

Q.6

この過去の記憶は、「これは、うまくいきそうもないな〜。実現しそうもないな〜」と感じているサインだとしたら、何に対して「これは、うまくいきそうもないな〜。実現しそうもないな〜」と感じているのだろうか?

Q.7

この過去の記憶は、「私は愛されていない」「私は尊敬されていない」「私は必要とされていない」「私への批判だ」といった解釈によって生じた可能性はあるだろうか？　もし、そうだとしたら、どのような点から、そう思い込んでしまったのだろうか？

Q.8

この過去の記憶によって私は、何を、誰を、どのような基準を、どのような信じ込みを許してこなかったのだろうか？

Q.9

Q８で挙げた「許してこなかった出来事や人、基準、信じ込み」などをそのまま許さず放置しておくと、10年後はどうなっているだろうか？　ビジネス面では？　対人関係面では？　金銭・収入面では？　そのほか、将来の夢・目標、健康面などの面では？

以上、Q１～９のチェックが終わったら、仕上げに次のような文章を読み上げて、許してこなかった出来事や人（自分も含めて）、基準、信じ込みなどを、許すことを進めていきます。

許しの文章例　パターン①

私は愛であり、悦びです。

そして、たまたま、「私は〇〇だ（例えば、『私はバカだ』『私は価値がない』『私は無力だ……』など）」という信じ込みを使っていました。

そういう信じ込みを使っていた自分でいたことに、責任を取ります。

そういう信じ込みを使っていた自分でいたことを、許します。おしまい。

そして、これからは□□な自分として、自ら動いていきます。

許しの文章例　パターン②　※健康を取り戻す場合　その1

私は愛であり、悦びです。

そして、「私は病気を使って、〇〇を手に入れよう」としていました。

そういう自分でいたことに、責任を取ります。

そういう自分でいたことを、許します。おしまい。
そして、これからは、身体症状を通して自分自身を観察し、
自分自身を受け入れ、「□□のような方法」で、○○を手に入れるために
自ら動いていきます。

許しの文章例 パターン③ ※健康を取り戻す場合 その2

私は愛であり、悦びです。
そして、「病気は悪いものであり、敵だ」と信じ込もうとしていました。
そういう信じ込みを使っていた自分でいたことに、責任を取ります。
そういう信じ込みを使っていた自分でいたことを、許します。おしまい。
そして、これからは、身体症状を一つのサインとして自分自身を観察し、
自分自身を受け入れ、次のレベルへ進み、統合している大きな自分を
思い出していきます。

病気は、「何かを許していなかったこと」の表現として現れてきます。

だから、そうした感情がついていた記憶を見つけ出し、そこに残っていた「許していなかったこと」を洗い出して、その原因を分析していきます。そして仕上げにそれらを許していく。それにより病気をやめていくことができるのです。

今まで、のべ800人の人々の病気をやめるサポートをしていますが、その多くの人が、「許していなかったこと」を解消することで脳の苦痛系を動かすクセから抜け出し、病気をやめていきます。

「本当はこう思っていた……」という感情が出てきたら、それを否定せず、受け入れてあげましょう。

「私は、あのとき、つらいって思ったんだよね。そんな自分を私は許します。また、隠そうとした自分も許します。おしまい！」

許すことで、あなた自身の変化がはじまっていくのです。

本当《ほんとう》の自分《じぶん》に出会《であ》えば、病気《びょうき》は消《き》えていく

著　者――梯谷幸司（はしがい・こうじ）
発行者――押鐘太陽
発行所――株式会社三笠書房
〒102-0072 東京都千代田区飯田橋3-3-1
電話：(03)5226-5734（営業部）
：(03)5226-5731（編集部）
http://www.mikasashobo.co.jp
印　刷――誠宏印刷
製　本――若林製本工場

編集責任者　清水篤史
ISBN978-4-8379-2731-0 C0030